Khomendra Kmar Sarwa
Mithlesh Ratnakar
Ajit Pandey

Chhattisgarh Tuma Fruit (Lagenaria siceraria) Decorativo e delicioso

Khomendra Kmar Sarwa
Mithlesh Ratnakar
Ajit Pandey

Chhattisgarh Tuma Fruit (Lagenaria siceraria) Decorativo e delicioso

ScienciaScripts

Imprint

Any brand names and product names mentioned in this book are subject to trademark, brand or patent protection and are trademarks or registered trademarks of their respective holders. The use of brand names, product names, common names, trade names, product descriptions etc. even without a particular marking in this work is in no way to be construed to mean that such names may be regarded as unrestricted in respect of trademark and brand protection legislation and could thus be used by anyone.

Cover image: www.ingimage.com

This book is a translation from the original published under ISBN 978-3-659-85053-0.

Publisher:
Sciencia Scripts
is a trademark of
Dodo Books Indian Ocean Ltd. and OmniScriptum S.R.L publishing group

120 High Road, East Finchley, London, N2 9ED, United Kingdom
Str. Armeneasca 28/1, office 1, Chisinau MD-2012, Republic of Moldova, Europe
Printed at: see last page
ISBN: 978-3-330-31946-2

Conteúdo

CAPÍTULO - 1 TUMA CRAFT

(Forma decorativa de *Lagenaria siceraria*)

A *Lagenaria siceraria* é conhecida no estado indiano de Chhattisgarh como tuma, um artesanato feito a partir de uma cabaça. De facto, "tuma" significa "guarda garrafas" nas línguas tribais Baiga e Halbi, em Chhattisgarh. O artesanato de tuma tem origem no povo que utilizava as cascas de cabaça como recipientes para armazenar água e saliva [1, 2]. Com o tempo, as pessoas começaram a decorar os seus recipientes e, assim, o artesanato de tuma tornou-se popular neste Estado. O material da cabaça é conhecido localmente como Tuma.

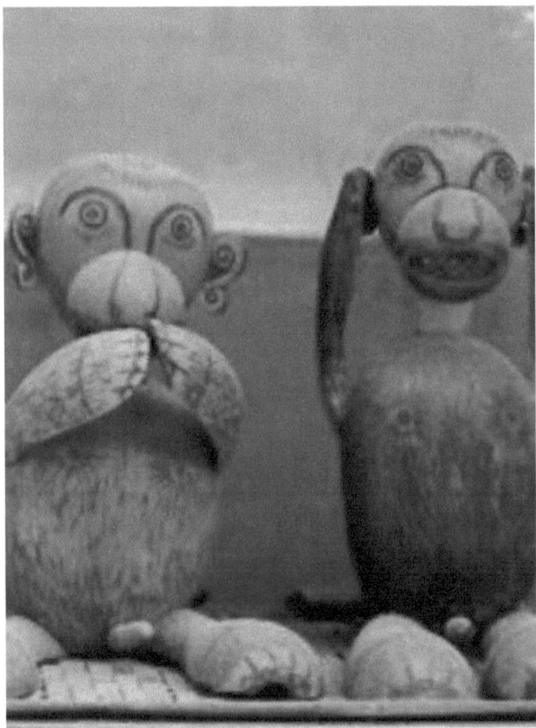

Fig. 1 Candeeiro de noite decorativo feito de Tuma

O homem por detrás do artesanato tuma

Jagat Ram Devangan, de Kondagaon, é o artesão por detrás da inovação do artesanato decorativo em cabaça. É o único artesão de Tuma em toda a região.

Inspirado pela estrutura do vaso, começou a fazer experiências com a sua forma e estilo. Escolhendo formas interessantes e gravando nelas padrões, deu origem a uma forma de artesanato completamente nova, a que chamou Tuma. As cabaças amargas, que normalmente não são consumíveis, são utilizadas para o artesanato. Anteriormente, eram utilizadas cabaças de desperdício da aldeia, mas, atualmente, as cabaças são cultivadas para este fim. Atualmente, toda a família de Jagat Ram está envolvida no artesanato. A sua inovação e visão trouxeram-lhe muitas honras, incluindo prémios estatais do Governo de Chhattisgarh, certificados de mérito nacional, o prémio Kalamani e o prémio Surajkund crafts mela [3]

Jagat Ram Dewangan foi galardoado com o prémio Kalamani pelas suas criações em Tuma Craft. O artista considera que o palco do Surajkund Crafts Mela deu muita visibilidade à sua arte. Salientou que as suas obras gozavam de imensa popularidade e que a sua atividade era a melhor em comparação com os últimos quatro anos. Considerou que prémios como o Kalamani infundem uma enorme autoconfiança nos artesãos e dão-lhes força para levar por diante várias artes em declínio, como a do artesanato de Tuma.

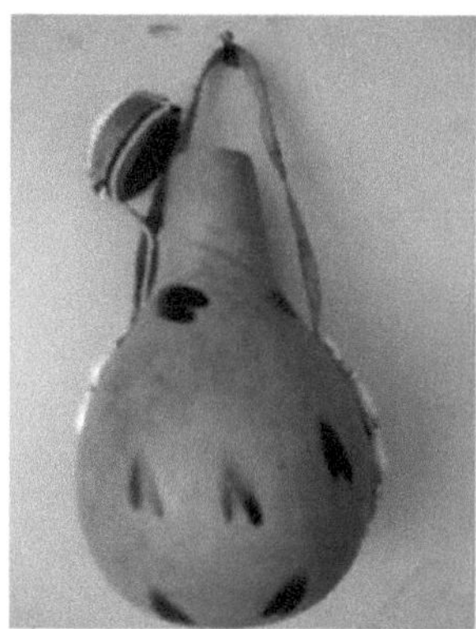

Fig. 2 Reservatório de água feito de Tuma

Introdução

O artesanato de Tuma, que utiliza cabaças secas, é considerado um dos artesanatos únicos de Chhattisgarh. Um artesanato recentemente desenvolvido é um exemplo de inovação artesanal e existe na região de Bastar, em Chhattisgarh. A cabaça seca é gravada com uma faca quente com belos padrões e transformada em vários produtos, desde tapeçarias a pendentes. Jagat Ram Devangan, de Kondagaon, é o artesão por detrás da inovação do artesanato de Tuma.

Antigamente, as cabaças secas eram utilizadas como dispositivos de armazenamento pelas tribos para transportar água, bebidas alcoólicas locais (salfi, madia e mahua) e bebidas energéticas. Também costumavam decorar os seus recipientes de tuma com padrões interessantes. Inspirado pela estrutura do recipiente, Jagat Ram Dewangan de Kedaichepda começou a fazer experiências com a sua forma e estilo. Escolhendo formas interessantes e gravando padrões com uma faca quente, cortando-a para diferentes fins, deu origem a uma nova forma de artesanato chamada Tuma. Começou por ser um recipiente para os aldeões locais, mas atualmente existe também em forma de candeeiros, floreiras e até jóias.

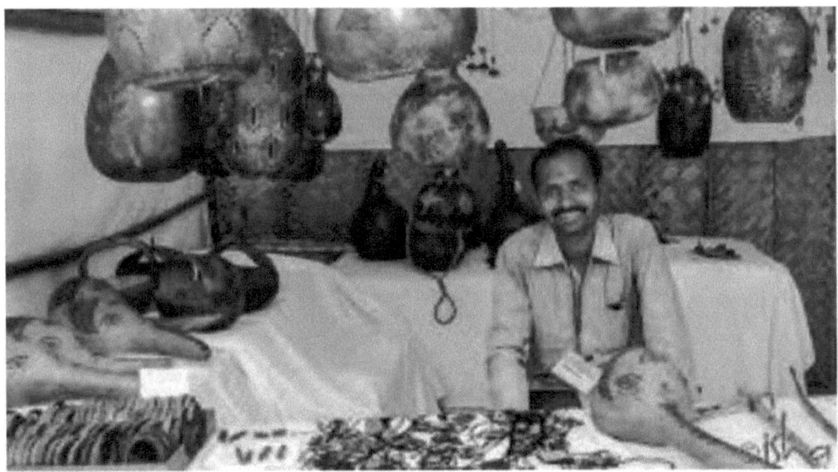

Fig. 3 Um artesão com uma embarcação Tuma

Tuma Craft: Produtos

Os produtos da Tuma incluem abajures, floreiras, tapeçarias, utensílios e máscaras. A recente gama de jóias é um bom exemplo de inovação. As cabaças amargas, que normalmente não são consumíveis, são utilizadas para o artesanato. Anteriormente, os resíduos de cabaças eram retirados aos aldeões, mas agora são cultivados. Geralmente, as jóias são feitas a partir da parte residual da cabaça. Os desenhos são feitos tendo em conta o transporte, por exemplo, pequenos abajures são colocados dentro de grandes abajures e enchidos com os produtos de joalharia. O produto final é feito de tal forma que não apodrece durante anos.

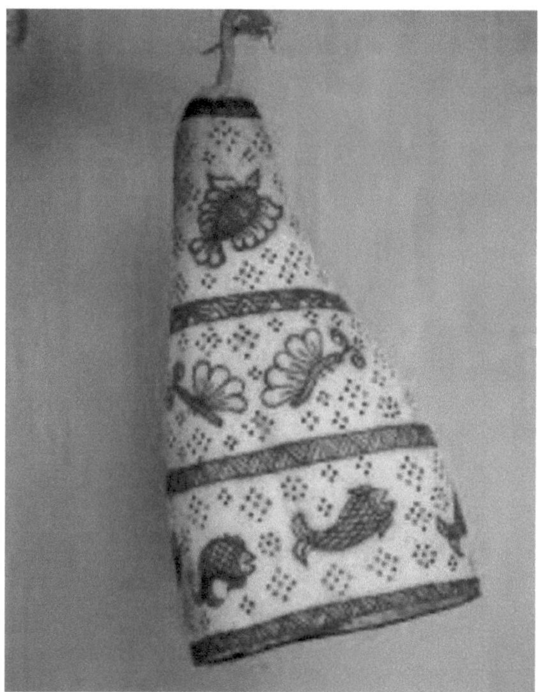

Fig. 4 Decoração de quarto composta por Tuma

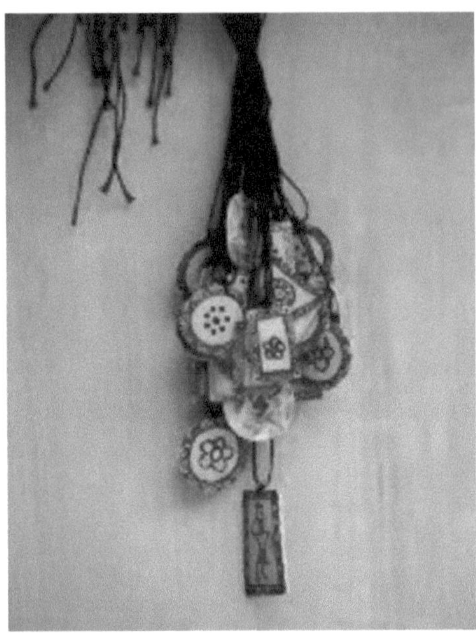

Fig. 5 Manuseamento de Jhumar

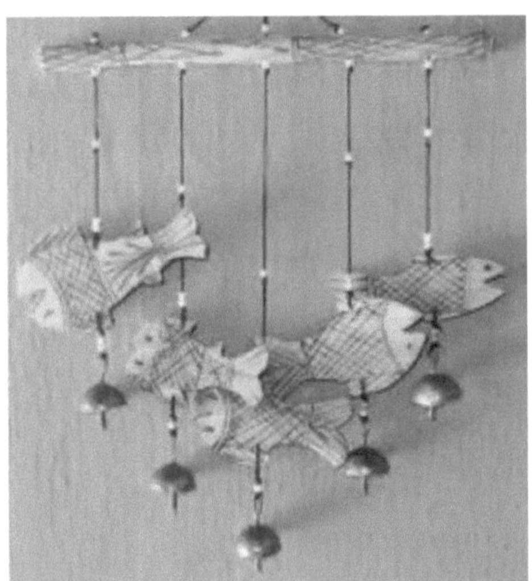

Fig. 6 Suporte de parede

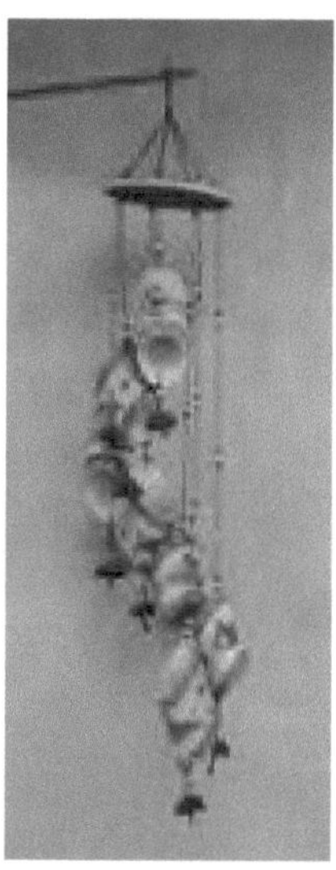

Fig. 7 Suporte de parede

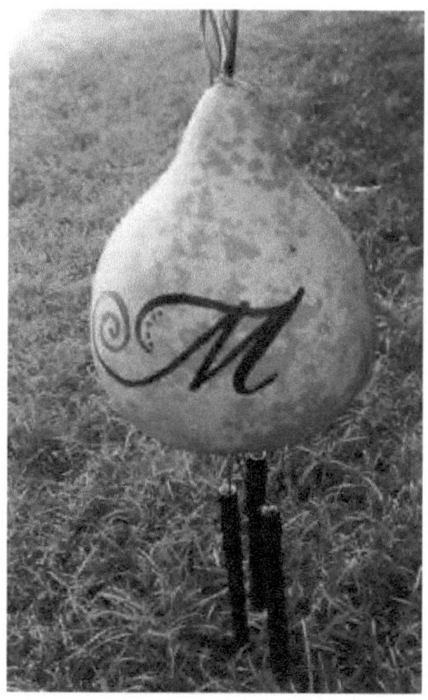

Fig. 8 Suporte de parede

Nascimento do artesanato de Tuma: Baster Chhattisgarh

Bastar, uma terra de tribos, é o maior distrito do estado de Chhattisgarh. Dotado de ricos depósitos de minerais e pedras preciosas, forma a parte sul de Chhattisgarh. A área florestal total do distrito é de cerca de 7112 km2, o que representa mais de

75% da área total. As tribos representam 31,8% da população total de Chattisgarh, com 66,3% da concentração em Bastar. As principais tribos de Bastar são os Gonds, os Kamars, os Biagas, os Halbas e os Bhatras. Esta região é também famosa por algumas formas de artesanato distintas e igualmente belas. Kondagaon é uma das maiores cidades da região e é considerada o centro de fabrico de artesanato. Jagat Ram Dewangan vive em gram palari, que fica a cerca de 4 km de Kondagaon. Famosa pela comunidade de ferreiros, a aldeia tem cerca de cem pessoas dedicadas ao artesanato em ferro forjado. Jagat Ram Dewangan é o único artesão de Tuma em toda a vizinhança.

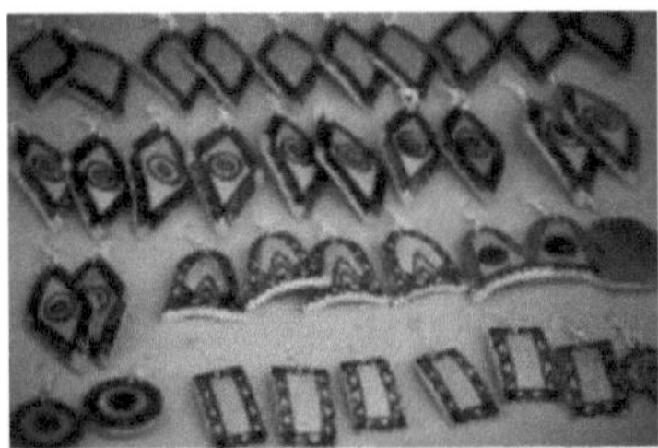

Fig. 9 Brincos feitos de Tuma

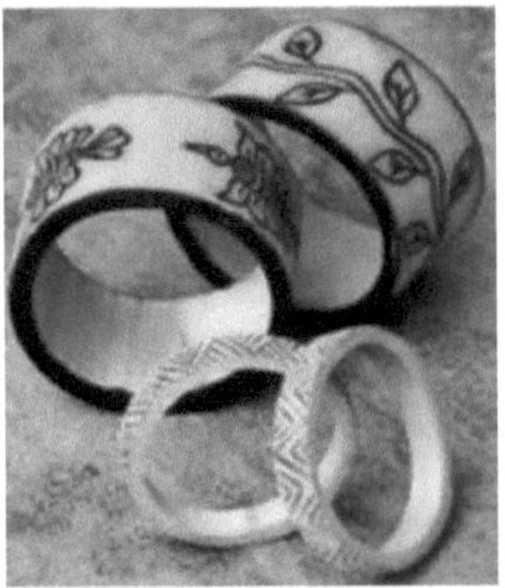

Fig. 10 Conjunto de pulseiras de Tuma

CAPÍTULO - 2 ERVAS COMO MEDICAMENTO

Historicamente, os usos mais importantes das ervas eram medicinais. Durante a maior parte da sua existência, o homem dispôs de vários recursos, embora limitados, para tratar ferimentos e doenças. Separadamente ou em combinação, utilizou todos e cada um dos seguintes recursos: magia e feitiçaria, oração, música, cálculos de operações de crude, sangria, trepanação, psicoterapia, fisioterapia (dieta, descanso, exercício, ar fresco, água) e remédios internos e externos preparados a partir de plantas, animais e minerais. De todos eles, os remédios vegetais representam a forma de tratamento mais contínua e universal.

Mais importante ainda, as práticas medicinais gregas e romanas, preservadas nos escritos de Hipócrates e especialmente de Galeno, forneceram os padrões para a medicina ocidental posterior. Hipócrates defendia a utilização de alguns medicamentos simples à base de plantas, juntamente com ar fresco, repouso e alimentação correta, para ajudar a "força vital" do próprio corpo a eliminar os problemas. A medicina herbal, também designada por medicina botânica ou fitomedicina, refere-se à utilização de sementes, bagas, raízes, folhas, cascas ou flores de quaisquer plantas para fins medicinais.

Recentemente, a Organização Mundial de Saúde estimou que 80% das pessoas em todo o mundo dependem de medicamentos à base de plantas para algum aspeto dos cuidados de saúde primários. Os medicamentos à base de plantas preferem utilizar plantas inteiras em vez de extrair componentes individuais das mesmas. Os extractos de plantas inteiras têm muitos componentes. Estes componentes trabalham em conjunto para produzir um efeito terapêutico e também para diminuir as hipóteses de efeitos secundários de qualquer componente. Várias ervas são frequentemente utilizadas em conjunto para aumentar a eficácia e as acções sinérgicas e para reduzir a toxicidade.

A sabedoria antiga tem sido a base da medicina moderna e continuará a ser uma fonte importante da medicina e da terapêutica do futuro. O futuro da descoberta de medicamentos à base de produtos naturais será mais holístico, personalizado e envolverá a utilização sensata de competências terapêuticas antigas e modernas de forma complementar, de modo a que os doentes e a comunidade possam beneficiar ao máximo.

Existem aproximadamente 1.250 plantas medicinais indianas que são utilizadas na formulação de preparações terapêuticas de acordo com a *Ayurveda* e outras tradições. A Ayurveda continua a ser uma das tradições mais antigas e ainda vivas, amplamente praticada na Índia, no Shri Lanka e noutros países, e tem uma base filosófica e experimental sólida. *Atharvaveda* (cerca de 1200 a.C.), *Charak Samhita* e *Sushrut Samhita* (1000-500 a.C.) são os principais clássicos que fornecem uma descrição pormenorizada de mais de 700 ervas. Os cuidados de saúde indianos consistem num pluralismo médico e a Ayurveda continua a ser dominante em comparação com a medicina moderna, especialmente para o tratamento de uma variedade de doenças crónicas. A Índia tem cerca de 45.000 espécies de plantas; foram atribuídas propriedades medicinais a vários milhares. Cerca de 2000 são encontradas na literatura; os sistemas indígenas utilizam normalmente cerca de 500-700.

Atualmente, com mais de 4,00,000 praticantes de Ayurveda registados, o governo da Índia dispõe de uma estrutura para regular a qualidade, a segurança, a eficácia e a prática da medicina à base de plantas. Atualmente, o mercado mundial está repleto de preparações à base de plantas. Várias empresas, incluindo algumas multinacionais, estão a entrar na área dos medicamentos à base de plantas. Estes medicamentos estão disponíveis para todas as doenças, desde a diabetes aos rejuvenescedores. A procura de plantas medicinais está a aumentar tanto nos países em desenvolvimento como nos países desenvolvidos devido ao crescente reconhecimento dos produtos naturais.

O sistema médico moderno trata os sintomas e suprime a doença, mas pouco faz para determinar a verdadeira causa. Os medicamentos tóxicos, que podem suprimir ou aliviar algumas doenças, têm normalmente efeitos secundários nocivos. Os medicamentos impedem geralmente os esforços de auto-cura do organismo e tornam a recuperação mais difícil. De acordo com Sir William Osler, um eminente médico e cirurgião, quando o medicamento é utilizado, o doente tem de recuperar duas vezes - uma da doença e outra do medicamento. Os medicamentos não podem curar as doenças; a doença continua. É apenas o seu padrão que muda. Os medicamentos também produzem deficiências alimentares, destruindo os nutrientes, gastando-os e impedindo a sua absorção. O poder de restaurar a saúde não está, portanto, nos medicamentos, mas na natureza.

A abordagem do sistema moderno é mais combativa depois de a doença se ter instalado, ao passo que o sistema de cura pela natureza dá maior ênfase ao método preventivo e adopta medidas para alcançar e manter a saúde e prevenir as doenças. O sistema médico moderno trata cada doença como uma entidade separada, exigindo medicamentos específicos para a sua cura, enquanto o sistema de cura pela natureza trata o organismo como um todo e procura restaurar a harmonia de todo o ser do paciente.

A cura pela natureza é um método construtivo de tratamento, que tem por objetivo eliminar a causa básica da doença através da utilização racional dos elementos disponíveis livremente na natureza. Não se trata apenas de um sistema de cura, mas também de um modo de vida, em sintonia com as forças vitais internas dos elementos naturais que compõem o corpo humano. É a revolução completa na arte e na ciência de viver.

O consumo de plantas medicinais tem vindo a aumentar. Estas plantas estão a ser utilizadas como produtos farmacêuticos, nutracêuticos, cosméticos e suplementos alimentares. Há várias vantagens: as plantas em causa estão facilmente disponíveis, são fáceis de transportar e não se estragam rapidamente. Por conseguinte, a procura de produtos terapêuticos à base de plantas aumentou muito, tanto nos países em desenvolvimento como nos países desenvolvidos, devido ao reconhecimento crescente de que se trata de produtos naturais, não tóxicos, sem efeitos secundários e facilmente disponíveis a preços acessíveis.

A Organização Mundial de Saúde (OMS) estimou que 80% da população dos países em desenvolvimento ainda depende de medicamentos tradicionais, na sua maioria drogas vegetais, para as suas necessidades de cuidados de saúde primários. Nalguns países, os medicamentos à base de plantas continuam a ser uma parte central do sistema médico, como os medicamentos ayurvédicos na Índia e os medicamentos tradicionais chineses. A medicina à base de plantas tem uma longa história e tradição na Europa. Também a farmacopeia moderna contém pelo menos 25% de medicamentos derivados de plantas. Muitos outros são análogos sintéticos construídos a partir de compostos protótipos isolados de plantas.

A utilização de medicamentos à base de plantas como abordagem baseada em provas ou na ciência para o tratamento e a prevenção de doenças é conhecida como fitoterapia (racional). Esta abordagem à utilização de medicamentos à base de plantas contrasta com a fitoterapia médica tradicional, que utiliza os medicamentos à base de plantas de uma forma holística e principalmente com base nas suas utilizações tradicionais empíricas.

Os esforços de investigação poderiam ser direcionados para uma série de doenças para as quais não existem medicamentos adequados no sistema moderno de medicamentos e para as quais os medicamentos à base de plantas têm a possibilidade de oferecer novos medicamentos. Algumas dessas doenças incluem a antiulcerosa, antiprotozoária, anti-reumática, antidiabética, antiasmática, anticancerígena e a cicatrização de feridas, para as quais são urgentemente necessários novos medicamentos e as plantas medicinais já forneceram algumas pistas.

Existe uma crença mundial de que os remédios à base de plantas são mais seguros e menos prejudiciais para o corpo humano do que os medicamentos sintéticos. Por conseguinte, os laboratórios de todo o mundo estão empenhados no rastreio de plantas para detetar actividades biológicas com potencial terapêutico. A Ayurveda tem enfatizado a importância da alimentação na gestão das doenças. Um praticante do sistema moderno apercebeu-se da importância dos elementos dietéticos, sob a forma de elementos nutracêuticos, no tratamento de doenças crónicas. Os princípios dietéticos existentes nas plantas da família *Cucurbitaceae* têm uma enorme diversidade genética, que se estende às caraterísticas vegetativas e reprodutivas. Crescem em regiões tropicais, subtropicais, desertos áridos e locais temperados e são normalmente designadas por cabaças. A família das cabaças é constituída por uma série de plantas bioactivas, que têm sido amplamente utilizadas desde a antiguidade pelos seus valores terapêuticos. *A Lagenaria siceraria*, membro da família das cabaças, é tradicionalmente utilizada para o tratamento de várias doenças. A planta *Lagenaria siceraria* (Molina), standley (*Cucurbitaceae*), conhecida como cabaça de garrafa, é um legume de fruto comum utilizado em toda a Índia. Desde tempos imemoriais que o fruto é utilizado como agente imunossupressor, diurético, cardiotónico, cardioprotector e nutritivo. O fruto é também referido como tendo uma boa fonte de complexo de vitamina B e colina, juntamente com uma boa fonte de vitamina C e β-caroteno. Também é relatado que contém *cucurbitacinas*, fibras e polifenóis. Dois esteróis, nomeadamente *o campesterol* e *o sitosterol*, foram identificados e isolados da fração de éter de petróleo do extrato de metanol dos frutos de *Lagenaria siceraria*, que possui uma atividade anti-hepatotóxica. Foi relatado que o fruto possui atividade antioxidante, hipolipidémica e em ratos hiperlipidémicos induzidos por triton. A análise por HPLC do extrato metanólico da planta revela a presença de flavonas-c-glicosídeos; as sementes de *Lagenaria siceraria* possuem propriedades imunoprotectoras, antitumorais, anti-HIV e antiproliferativas. Tendo em conta a imensa importância medicinal da planta, foi dada ênfase à compilação de toda a informação relatada sobre as suas propriedades fitoquímicas, biológicas e farmacológicas e foi feita uma tentativa de gerar preocupação entre os investigadores relativamente aos seus imensos princípios potenciais.

Os frutos, folhas, caule, sementes e óleo *de Lagenaria siceraria* são tradicionalmente utilizados no tratamento de iterícia, diabetes, úlcera, hemorróidas, colite, insanidade, hipertensão, insuficiência cardíaca congestiva e doenças de pele. A polpa do fruto é utilizada como emético, sedativo, purgativo, refrescante, diurético, antibilioso e peitoral. As flores são um antídoto contra os venenos. A casca do caule e a casca do fruto são diuréticas. A semente é vermífuga. Os extractos da planta têm-se revelado antibacterianos. O sumo das folhas é muito utilizado para a calvície. O sumo *de Lagenaria siceraria* é um excelente remédio para problemas cardíacos, distúrbios digestivos e urinários e para a diabetes. As fibras alimentares presentes na *Lagenaria siceraria* ajudam na obstipação, flatulência e até nas hemorróidas. A aplicação tópica de uma mistura de sumo *de Lagenaria siceraria* e óleo de sésamo no couro cabeludo dá resultados benéficos na calvície (queda de cabelo). O sumo também apresenta melhores efeitos no tratamento da insónia, epilepsia e outras doenças nervosas, além disso, ajuda a desfazer cálculos (pedras) no corpo. No verão ou em condições de calor, o sumo *de Lagenaria siceraria* evita a perda excessiva de sódio, saciando a sede e dando um efeito refrescante. As comunidades tribais (Koyas, GuttiKoyas e Lambadas) situadas na zona norte de Telangana utilizam as cascas duras e secas dos frutos da cabaça para diversos fins. A cabaça é designada pelas comunidades tribais como sorakaya, anapakaya, anapakaya, burrakaya e tuma (em chhattisgarhi) na língua vernácula. Utensílios domésticos como garrafas, tigelas, potes de leite, colheres e recipientes de vários tipos são feitos com as conchas secas. É comum ver-se nas bolsas dominadas pelas tribos do distrito de Khammam que os grupos étnicos utilizam principalmente as conchas secas para transportar licor do país (bebida *mahua*, toddy), mel e água.

Os sistemas tradicionais de medicina sempre desempenharam um papel importante na satisfação das necessidades globais de cuidados de saúde. Continuam a fazê-lo atualmente e continuarão a desempenhar um papel importante no futuro. Os sistemas de medicina considerados de origem indiana, ou os sistemas de medicina que chegaram à Índia vindos do estrangeiro e foram assimilados pela cultura indiana, são conhecidos coletivamente como Sistemas Indianos de Medicina (ISM). A Índia tem a distinção única de ter seis sistemas de medicina reconhecidos nesta categoria: Ayurveda, Ioga e Naturopatia, Unani, Siddha e Homeopatia.

Entre elas, a Ayurveda é praticada há milhares de anos. Foi efectuada uma investigação considerável sobre a farmacognosia, a química, a farmacologia e a terapêutica clínica das plantas medicinais ayurvédicas. Os produtos naturais, incluindo os provenientes de plantas, animais e minerais, têm sido a base do seu tratamento de doenças. O sistema atualmente dominante, a medicina moderna ou "alopatia", desenvolveu-se gradualmente e, ao longo dos anos, passou a ser aceite através da investigação científica e da observação. No entanto, a base última do seu desenvolvimento reside na medicina e na terapia tradicionais.

Ao explicar as plantas medicinais, o *Rigveda* remonta-as a três yugas antes da existência da vida animal na Terra. Este facto indica a importância que atribuía às plantas medicinais. Os textos ayurvédicos, desde os *Samhitas* até aos *Nighantus*, identificam cerca de 2000 espécies de plantas e explicam as suas propriedades. Mas as 4 635 comunidades étnicas da Índia incluem um milhão de curandeiros populares que utilizam cerca de 8 000 ou mais espécies de plantas medicinais. Os seus agregados familiares rurais têm poucos ou nenhuns meios financeiros para comprar medicamentos de prateleira para cuidados médicos. Estes medicamentos populares são a primeira resposta a doenças simples. O seu potencial económico e terapêutico torna a normalização, a documentação e a conservação das plantas medicinais de importância vital

A seleção da abordagem científica e sistemática correta para a avaliação biológica de produtos vegetais, com base na sua utilização na medicina tradicional, é a chave para o desenvolvimento ideal de novos medicamentos a partir de plantas. Uma dessas plantas é a *Lagenaria siceraria* (Molina) standley (*Cucurbitaceae*). Trata-se de uma erva grande, suavemente pubescente, anular, trepadora ou rasteira que cresce em toda a Índia.

Toda a planta é reconhecida como benéfica nos sistemas de medicina étnica. O fruto é doce, diurético, antipirético, antibilioso, tónico para o fígado, vulnerário e antiperiódico. Pode curar doenças do sangue em pessoas de constituição pitta, dores musculares e tosse seca. Em Punjab, a polpa é aplicada nas solas dos pés das pessoas com "pés ardentes". As sementes são engordantes, refrescantes, anti-helmínticas e tónicas para o cérebro; podem curar a tosse, a febre, a urina escaldante e a dor de ouvidos; também reduzem a inflamação (Unani). O seu óleo pode ser aplicado em caso de dor de cabeça. A casca do fruto é boa para a pilosidade e a sua cinza é estíptica e vulnerária. A raiz é aplicada no tratamento da hidropisia.

A Lagenaria siceraria é também conhecida como *Lagenaria leucantha* Rusby e *Lagenaria vulgaris* Seringe. Os seus nomes comuns incluem bottle gourd (inglês); alabu (sânscrito); lauki ou ghiya (hindi); dudhi ou tumbadi (gujarati); sorakkai (tâmil); chorakkaurdu (malaiala); e ghiya (urdu). Geograficamente, ocorre em toda a Índia e é atualmente cultivada em todo o mundo. É geralmente aceite que a *Lagenaria siceraria* era originária de África e que chegou às zonas temperadas e tropicais da Ásia e das Américas há cerca de 10 000 anos.

Durante as últimas décadas, numerosos estudos etnofarmacológicos destinados a identificar novos produtos farmacêuticos foram iniciados em todo o mundo e, por conseguinte, a etnofarmacologia tornou-se um instrumento reconhecido na procura de novos compostos de valor terapêutico. Todo o universo procura remédios a partir de ervas, tendo em conta o aumento da toxicidade e das manifestações alérgicas, o custo dos medicamentos sintéticos e o longo tempo despendido na sua investigação.

A pesquisa bibliográfica revela que não foi feito muito trabalho sobre a parte da folha desta espécie de *Lagenaria siceraria* e que várias alegações etnomedicinais precisam de ser racionalizadas. No futuro, o estudo pode produzir procura no nosso país, bem como procura no mercado internacional de medicamentos em bruto.

CAPÍTULO - 3 PERFIL DA FÁBRICA

A Lagenaria é uma erva grande, pubescente, trepadeira ou rasteira, com caules robustos de 5 anéis e gavinhas bífidas, que se encontra em toda a Índia, quer selvagem quer cultivada. As folhas são longas, pecioladas, com 3-5 lóbulos, 7-10, 10-12 cm, hirsutas; os frutos são grandes, até 1,8 m. Os frutos são grandes, até 1,8 m., compridos, em forma de garrafa, com um epicarpo duro em forma de concha quando maduros; numerosas sementes, compridas, brancas, lisas, com 1,6 a 2,0 cm de comprimento, comprimidas horizontalmente com sulco marginal 2. As flores masculinas possuem uma descrição botânica do cálice e da campanulada, tubo estreito, lóbulos 5, lineares; pétalas 5, livres, brancas; estames 3, As flores femininas possuem uma descrição botânica do cálice e da corola como nas flores masculinas. ovário densamente viloso, estilo espesso, estigmas *Lagenaria siceraria* tem 7,9-15,5 cm de comprimento, forma elíptica com margem inteira e elevação paralela. O ápice da planta é agudo, com uma superfície coriácea de textura firme, cor verde escura, sabor amargo e odor caraterístico.

A forma cultivada da *Lagenaria siceraria é* considerada de origem africana e asiática. *A Lagenaria siceraria* é um vegetal popular, cultivado em quase todo o mundo, especialmente em zonas sem geadas. Pode ser cultivada em todos os tipos de solo, mas desenvolve-se melhor em solos com muito estrume. Necessita de um clima quente e húmido ou de muita rega quando cultivada em tempo seco. As sementes são semeadas em viveiros e as plântulas são transplantadas quando tiverem 2-3 folhas. Também podem ser propagadas diretamente, com 4-5 sementes juntas, em canteiros ou covas de 5-6 pés de distância; a mais forte das plântulas é mantida, enquanto as outras são removidas e transplantadas. O transplante de plântulas é quando se deseja um Relatório e Parecer 2010 precoce, geralmente duas culturas cultivadas na Índia; a cultura de verão é semeada de meados de outubro a meados de março e a cultura posterior, do início de março a meados de julho. Os frutos redondos são geralmente semeados na primeira colheita e os frutos em forma de garrafa na segunda colheita. As videiras podem ser deixadas no solo ou plantadas sobre muros.

Árvores, ou outros suportes; que se arrastam dão um elevado rendimento de frutos.

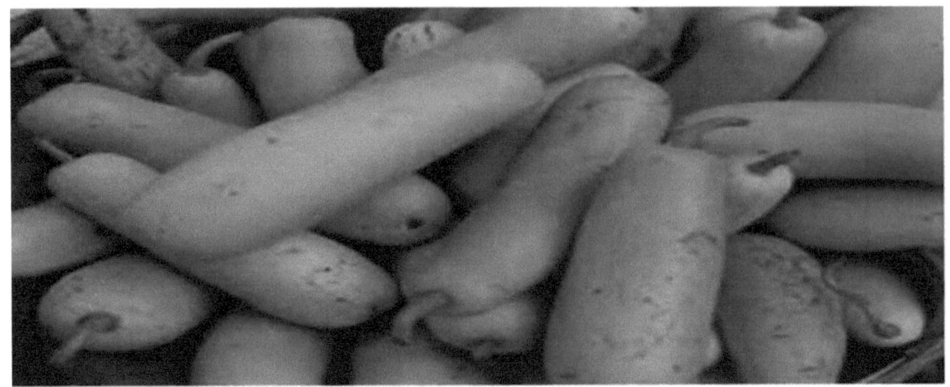

Fig. 11: *Frutos de Lagenaria siceraria*

Sinónimos

Chhattisgarhi: Ghiya, Tuma

Sânscrito: Alabu, Tumbi Ishavaaku, Katutumbi, Tiktaalaabu,

Bengali: Laus, Lokitumbi,

Inglês: Cabaça de garrafa

Gujrati :   Dudi, Tumbadi

Hindi: Lauki, Ghia

Kannd: Isugumbala, Tumbi

Malyalum: Chorakka, Churan, Choraikka, Piccura,Tumburini, Cura, Tumburu

Marathi: Phopla

Punjabi: Tumbi, Dani

Tamil: Shorakkai, Surai, Suraikkai

Telgu: Sorakaya, Anapakaya

Urdu: Ghiya, Lauki

Propriedades e ação: Na Ayurveda

Rasa: Madhura;

Guna: Snigdha;

Virya: Sita;

Vipaka: Madhura;

Karma: Pittahara, Kaphahara, Bhedaka, Rucikara, Hradya,Vrsya.Usos terapêuticos: Jwara, Kasa, Svasa, Visa roga, Sopha, Vrana, Sula.

Posição taxonómica

O arranjo da planta em grupos e subgrupos é comummente designado por classificação. Durante os últimos séculos, desenvolveram-se gradualmente vários sistemas de classificação das plantas, que emergiram como uma disciplina da ciência botânica conhecida como taxonomia ou botânica sistémica. A palavra "taxonomia" deriva de duas palavras gregas "Taxis" que significa arranjo e "Nomas" que significa leis. Por conseguinte, a sistematização do nosso conhecimento sobre as plantas de uma forma ordenada torna-se o tema da botânica sistemática.

O objetivo e a finalidade da taxonomia são descobrir as semelhanças e as diferenças entre as plantas, incluindo a sua estreita relação com os seus descendentes de uma ascendência comum. É uma forma científica de nomear, descrever e organizar as plantas de forma ordenada.

Reino: Plantae Divisão: Magnoliophyta Classe: Magnoliopsida Ordem: Cucurbitáceas

Família: Cucurbitaceae Género: Lagenaria Espécies: L. siceraria

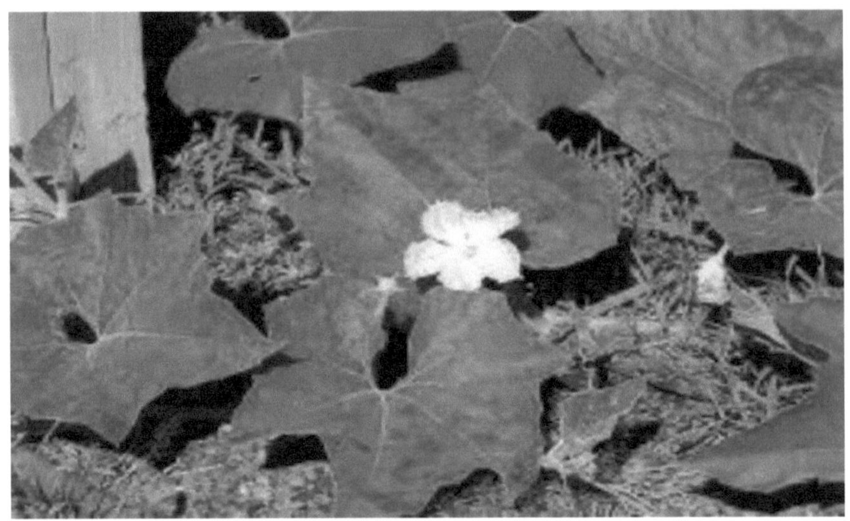

Fig. 12: *Folha de Lagenaria siceraria com flor (casa de campo de Phulwa Devi, Matiya Durg)*

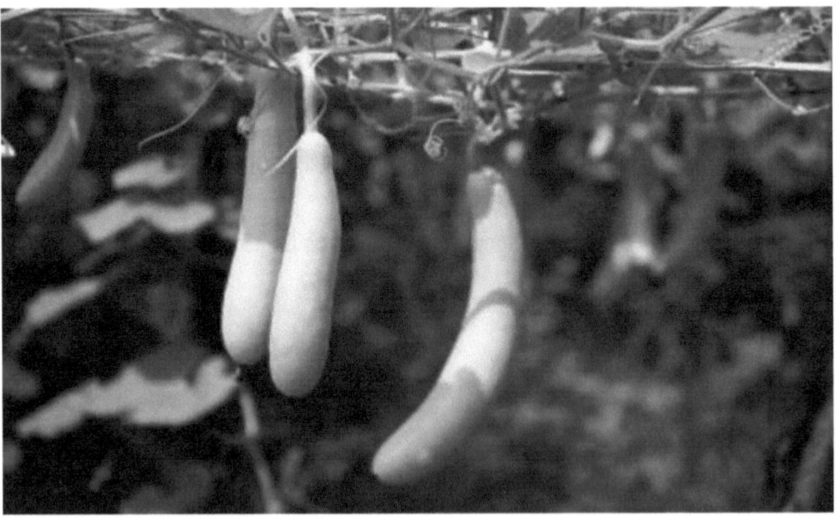

Fig. 13: *Fruto de Lagenaria siceraria (Kabir Ashram Agro Products Nayapara Chhattisgarh)*

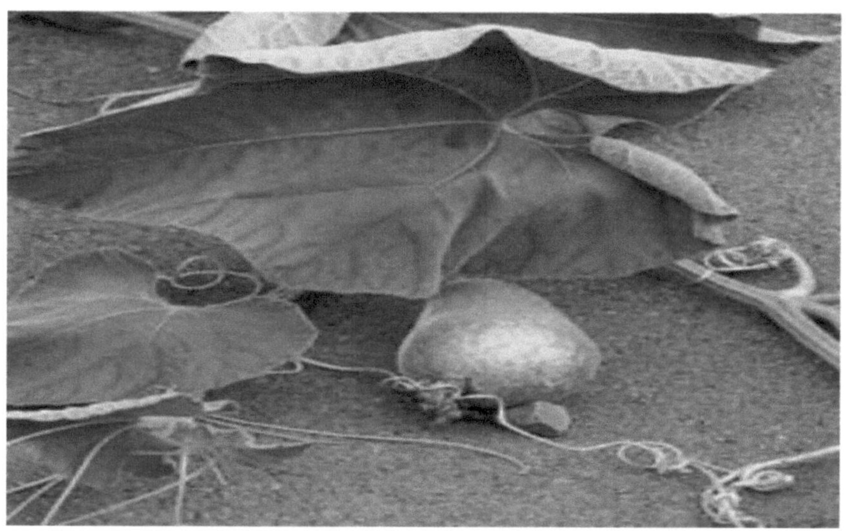

Fig. 14: *Fruto de Lagenaria siceraria com folha (Suryawanshi Agrocrop Production Chingri Durg)*

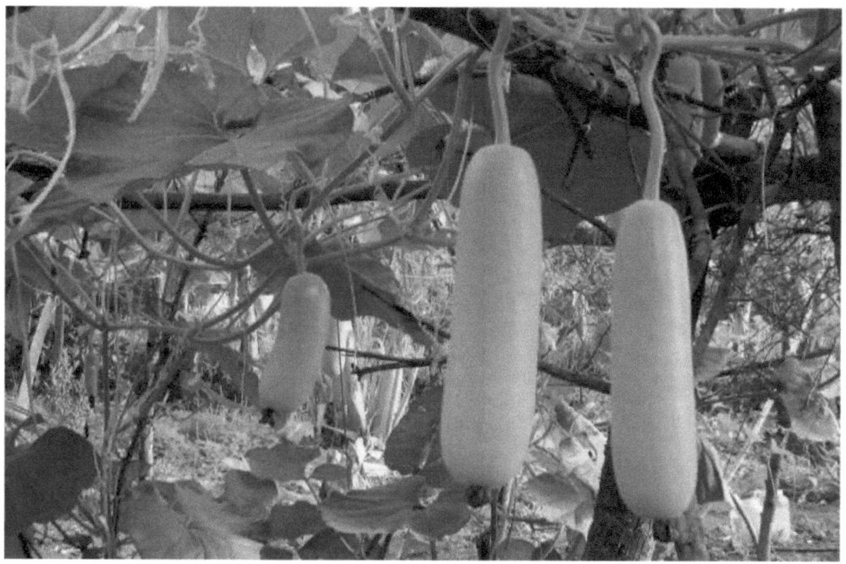

Fig. 15: *Fruto de Lagenaria siceraria (Kabir Nagar Krishi Kandra Urla Durg)*

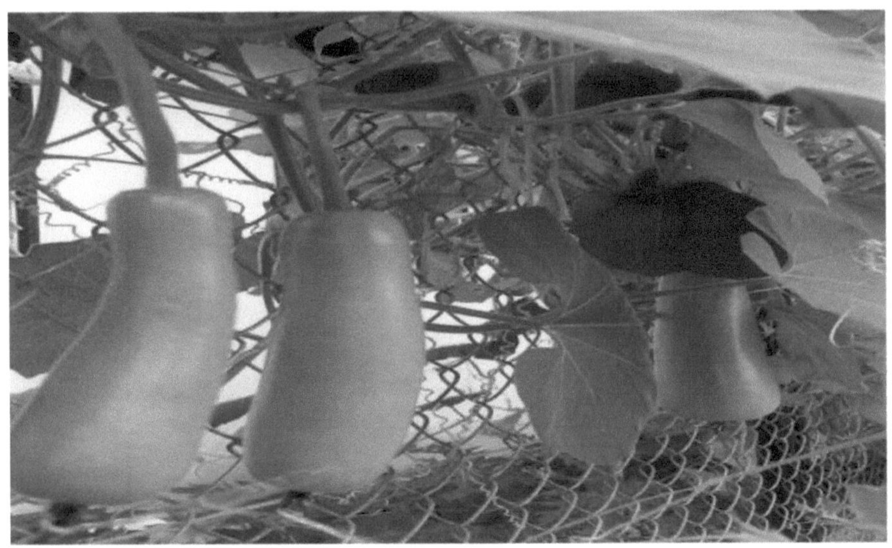

Fig. 16: *Fruto de Lagenaria siceraria (Kabir Nagar Krishi Kandra Urla Durg)*

CAPÍTULO - 4 UTILIZAÇÕES ETANOMEDICINAIS

As plantas medicinais são o património local com importância global. O mundo é dotado de uma grande riqueza de plantas medicinais. As plantas medicinais também desempenham um papel importante na vida das populações rurais, particularmente nas zonas remotas dos países em desenvolvimento com poucas instalações de saúde. A presente revisão revela que *a Lagenaria siceraria* é utilizada para o tratamento de algumas doenças comuns. Na presente revisão, reunimos informações relativas a estudos botânicos, fitoquímicos e farmacológicos. A planta foi estudada em relação às suas várias actividades farmacológicas como antioxidante, anti-hiperglicémica, anti-hiperlipidémica, cardio-protetora, efeitos imunomoduladores, hepatoprotectora, no hipertiroidismo, hiperglicemia e peroxidação lipídica, analgésica e anti-inflamatória, diurética, estudos de atividade citotóxica também foram estudados. Por conseguinte, é necessário explorar ao máximo o seu potencial no domínio das ciências medicinais e farmacêuticas.

Nalgumas bolsas, é utilizada para o fabrico de instrumentos musicais de corda e de sopro e de cachimbos. Em alguns locais, os nativos também utilizam as cascas secas como flutuadores em massas de água. Apesar de ser nutricionalmente menos calórica, as tribos preferem a cabaça de garrafa como vegetal para a preparação de caril e pickles. A comunidade Koya utiliza os frutos dos tipos selvagens para fins medicinais (purgativos). Provavelmente, o princípio amargo encontrado nas cabaças selvagens é responsável pela propriedade purgativa. Os sistemas tradicionais de medicina sempre desempenharam um papel importante na satisfação das necessidades globais de cuidados de saúde. Continuam a fazê-lo atualmente e também desempenharão papéis importantes no futuro. Os sistemas de medicina considerados de origem indiana, ou os sistemas de medicina que vieram do estrangeiro para a Índia e foram assimilados pela cultura indiana, são conhecidos coletivamente como Sistemas Indianos de Medicina (ISM). A Índia tem a distinção única de ter seis sistemas de medicina reconhecidos nesta categoria: Ayurveda, Ioga e Naturopatia, Unani, Siddha e Homeopatia.

Um estudo recente mostrou que a percentagem de produtos naturais no arsenal de medicamentos modernos é considerável, com estimativas que variam entre 35% e

50%. A medicina tradicional é uma fonte geral e poderosa de atividade biológica. A etnofarmacologia não é apenas uma ciência do passado que utiliza uma abordagem moldada. Continua a constituir uma espinha dorsal científica no desenvolvimento de terapêuticas activas baseadas na medicina tradicional. O objetivo final da etnofarmacologia é a validação destas preparações tradicionais. O conhecimento dos constituintes activos dos medicamentos indígenas pode conduzir a uma melhoria substancial da terapia tradicional. Nos últimos anos, a OMS tem sublinhado a importância da investigação científica sobre os medicamentos indígenas à base de plantas. Os produtos naturais e especialmente os derivados de plantas superiores têm desempenhado historicamente um papel fundamental na descoberta de novos produtos farmacêuticos.

Os curandeiros tradicionais das planícies de Chhattisgarh consideram o sumo do fruto da erva Tuma muito promissor no tratamento de pacientes com tensão mental. Dão o seu sumo fresco em combinação com Shahad (mel) internamente. Em geral, são dadas dez colheres de chá de sumo com duas colheres de chá de Shahad (mel). Esta combinação é administrada à noite antes de dormir. A Tuma (*Lagenaria siceraria*) é uma cultura vegetal popular em Chhattisgarh. Os nativos preparam diferentes caris com frutos de Tuma. Mas estes caris não são considerados úteis para o tratamento deste problema. Tal como outras culturas hortícolas, durante o cultivo, os agricultores utilizam doses elevadas de pesticidas para controlar as pragas. Os curandeiros evitam estritamente a utilização da Tuma produzida em condições tão perigosas. Os nativos também cultivam Tuma em hortas caseiras sem recurso a produtos químicos. O produto deste sistema é considerado seguro para a preparação de medicamentos. Tive oportunidade de interagir com os doentes que tomam esta combinação. Depois de uma discussão frutuosa, também experimentei esta combinação e achei-a eficaz. Como já foi referido, os curandeiros sugerem a sua utilização regular e a longo prazo. De acordo com eles, não deve ser utilizada apenas em alturas de necessidade. Se já começou, continue a usá-la, quer esteja a sofrer de tensão mental ou não, até que os sintomas desapareçam para sempre.

CAPÍTULO - 5 TUMA MIRACLE

O sumo de tuma é consumido por milhares de pessoas porque acreditam que pode beneficiar a sua saúde de muitas formas.

A fonte de vitaminas e minerais: O sumo de Tuma é rico em vitamina C, vitamina B, sódio, ferro e potássio. Esta bebida anti-oxidante é bastante popular entre os indivíduos preocupados com a saúde.

Cada chávena de sumo de tuma que bebe contém 26 mg de vitamina C, que é um antioxidante ativo, que protege as células de serem danificadas. Também previne a oxidação do ADN. Além disso, estimula a produção de colagénio. O zinco, que é um mineral essencial, cada chávena de sumo de tuma fornece cerca de 1,8 mg de zinco. O zinco é útil para manter o funcionamento saudável das células e a regulação das hormonas no corpo.

Ajuda a digestão: As pessoas que sofrem de obstipação devem comer cabaça de garrafa, uma vez que é rica em fibras e ajuda a limpar os alimentos presos no cólon. Além disso, o sumo feito de tuma também ajuda no tratamento da acidez, uma vez que é de natureza alcalina [Sharma et al 2012].

Ótimo para perder peso: A Tuma contém 96% de água e uma porção de 100 g contém apenas 12 calorias.

Ajuda a tratar problemas urinários: A tuma tem um efeito refrescante no corpo e o seu sumo é um excelente diurético que pode ser utilizado para tratar a sensação de ardor ao urinar. Esta sensação de ardor é causada por níveis elevados de ácido na urina, que podem ser contrariados pela natureza alcalina do sumo de tuma.

Refresca: A fruta Tuma tem uma grande quantidade de água que a mantém hidratada durante o verão. Beber um sumo garante que a pessoa não se depara com a perda de sódio, fadiga ou sede extrema enquanto está ao sol. Isto torna-o ótimo para pessoas cujo trabalho exige que viajem à luz do dia.

Previne doenças cardíacas: A Tuma tem zero colesterol e é rica em vitaminas como a vitamina C e antioxidantes, o que a torna boa para o coração e também popular para reduzir a tensão arterial elevada. [Katare et al 2014].

Reduz o stress: É muito fácil sentir-se stressado nos tempos de hoje, e uma alimentação pouco saudável só pode piorar a situação. A Tuma tem um elevado teor de água e tem um efeito refrescante no corpo, o que faz com que se sinta melhor no momento em que a toma. Também tem propriedades diuréticas, sedativas e antibiliosas que fazem com que o seu corpo se sinta melhor internamente e mantém o stress à distância. Leia estas 10 citações para se manter livre de stress.

Outro facto é que a tuma protege o fígado de danos causados por compostos tóxicos e reduz o açúcar no sangue. A tuma ativa um fator de proteína intracelular chamado fator nuclear Kappa B. Aumenta a concentração de hemoglobina no sangue e influencia enzimas como SGOT e SGPT. A Tuma aumenta significativamente o "fator de ejeção" do coração humano, para além de provocar uma redução da pressão arterial durante um período transitório. A aplicação de fruta ralada de Tuma durante cerca de trinta minutos na pele pode dar brilho à pele e também tornar o sujeito calmo e fresco.

Preparação do sumo de fruta Tuma

Ingredientes

. Cabaça fresca com cerca de 200 - 250 gm (*sem refrigeração, mantém-se fresca durante 4-5 dias*)

. Folhas de Tulsi e de Coentros (Pudina) (5 - 7 peças)

. Um pedaço de gengibre

. Sal grosso

. Pimenta

Preparação

. Lavar a cabaça de garrafa com coentros, tulsi e gengibre em água fresca.

. Coloque o preparado acima no seu misturador / espremedor / moinho com um pouco de água. Obtém-se um copo de sumo.

. Passar o sumo por um coador para retirar as partículas sólidas, como as sementes

. Diluir com uma quantidade igual de água.

. Adicionar sal, pimenta, etc. para realçar o sabor

. O seu sumo de cabaça / Lauki está pronto - Desfrute-o. Beba o sumo no prazo de 5 a 7 minutos. <u>Não refrigerar</u>

<u>Dose</u>:

. Diariamente

. Trinta minutos após o pequeno-almoço e após o jantar

. Os doentes a quem foi aconselhado bypass imediato / angioplastia devem tomá-lo três vezes, ou seja, trinta minutos após o almoço.

Preparação Tuma para tratamento capilar (aplicação externa)

Tuma lavada e descascada **ou** 4-5 onças de sumo de tuma 3-4 colheres de sopa de amla em pó 1-2 colheres de sopa de óleo de sésamo ou azeite. Extrair algum sumo de tuma (misturar uma tuma e depois coar para extrair o sumo); em seguida, misturar bem com o pó de amla e o óleo. Aplicar no cabelo, começando pela raiz até às pontas. Cobrir o cabelo com uma touca de plástico. Manter esta mistura no cabelo durante 30-60 minutos; lavar suavemente com um champô em pó 100% natural e sem sulfatos.

CAPÍTULO - 6 DELICIOUS TUMA

Amendoins-Tuma

Ingredientes:

1/2 Tuma cortada em cubos

Punhado de amendoins (torrados)

3 Malaguetas verdes picadas (depende do seu gosto!)

2 colheres de sopa de channa daal

1/2 colher de chá de pasta de alho e gengibre

1/2 colher de chá de Garam-Masala em pó

Asafoetida (uma pitada)

Curcuma em pó (uma pitada)

1/2 colher de chá de sementes de cominhos e mostarda

2 colheres de sopa de folhas de coentros picadas

1 colher de sopa de óleo

Sal a gosto

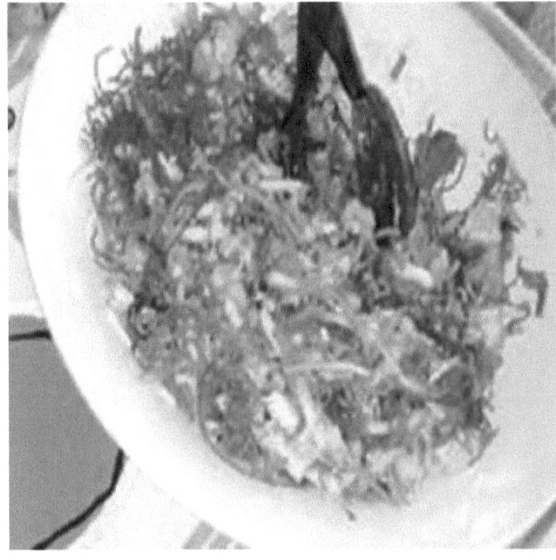

Método

1.　Primeiro, torrar os amendoins e retirar o invólucro exterior.

2.　Agora, junte os amendoins e as malaguetas verdes numa mistura com um pouco de água e faça uma pasta fina.

3.　Aquecer o óleo numa frigideira. Quando aquecido, adicionar as sementes de cominhos e mostarda.

4.　Quando começar a borbulhar, adicione asafoetida, uma pasta de amendoins e malaguetas verdes, pasta de gengibre e alho e deixe fritar durante 3 minutos.

5.　Em seguida, adicionar cubos de tuma e fritar durante 3-4 minutos.

6.　Em seguida, adicione o channa daal, o garam-masala e sal a gosto.

7.　Adicione 1 e 1/2 chávena de água e deixe ferver durante 5 a 8 minutos, mexendo de vez em quando.

8.　Cozinhar até os cubos de tuma ficarem macios.

Servir quente com arroz ou chapattis.

Tuma em Channa Dal

Ingredientes:

Â /³₄ kg - Tuma

200 g - channa dal (demolhado durante 30 minutos)

3 colheres de sopa - ghee

3 a 4 - cebolas médias (cortadas em rodelas finas)

2　- cravinho

1€^ de canela em pau

3　a 4 - malaguetas verdes (cortadas)

4　- tomates grandes (picados finamente)

1€^ - gengibre (esmagado)

5　a 5 dentes de alho (esmagados)

1 colher de chá - sementes de cominho

21/2 colher de chá - coentros em pó

2 colher de chá - malagueta vermelha em pó

½ colher de chá de curcuma em pó

sal a gosto

Para decorar:

3 - malaguetas verdes (cortadas)

1€^ - gengibre (cortado em juliana)

folhas de coentros finamente picadas

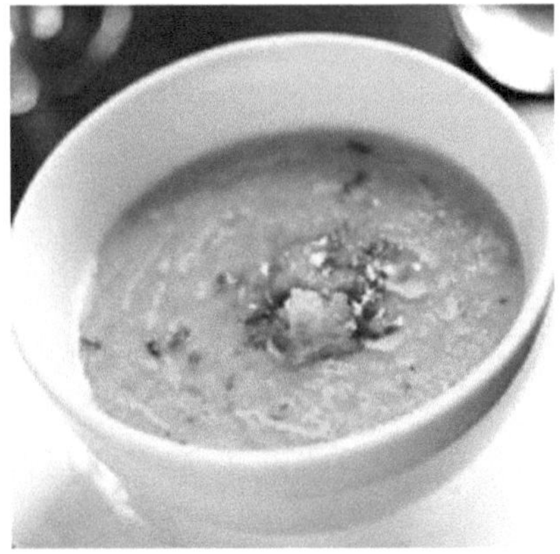

Método

1.   Descascar e cortar a tuma em pedaços.

2.   Cozinhe na pressão o dal e a tuma juntamente com sal, curcuma em pó e duas chávenas de água até 3 apitos. Reserve.

3.   Aqueça o ghee num kadhai.

4.   Adicione as cebolas, os cravos-da-índia, a canela, as sementes de cominhos, as malaguetas verdes, o gengibre e o alho.

5.   As cebolas em lume brando até ficarem rosadas.

6.   Adicione os tomates e cozinhe em lume brando até ficarem tenros.

7.   Adicione os coentros em pó e a malagueta vermelha em pó. Saltear até o ghee se separar.

8.   Adicione esta mistura de cebola e tomate à tuma e ao dal cozinhados. Misturar bem.

9.   Cozinhe em lume brando durante 8-10 minutos, mexendo regularmente.

10. Decore com malaguetas verdes cortadas, juliana de gengibre e folhas de coentros.

11. Servir quente com pulkas

TUMA DE GENGIBRE METHI

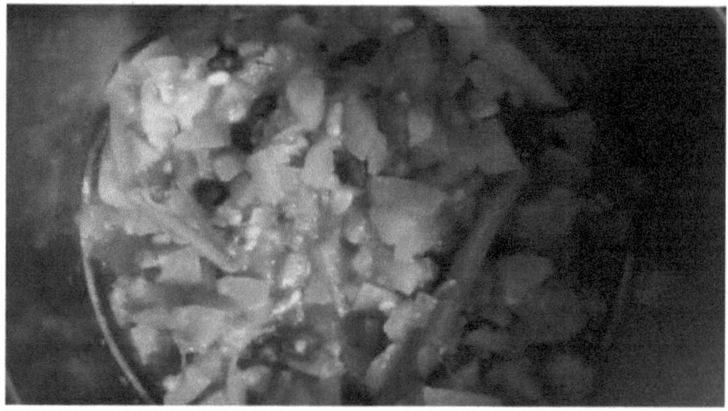

Ingredientes:

500g - cabaça lauki cortada em cubos

150g - folhas de methi

2   colher de chá - gengibre picado

3   colher de chá - alho picado

1 colher de chá - cominhos em pó

1   colher de chá - coentros em pó

1/4 colher de chá - açafrão-da-terra

1-2 colheres de chá - malagueta vermelha em pó

Método

1.   Num wok, aquecer o óleo, adicionar o gengibre e o alho cortados em cubos, fritar um pouco e, em seguida, adicionar o methi e fritar um pouco.

2.   Adicione a cabaça/lauki picada e deixe fritar durante algum tempo.

3.   Adicione os cominhos em pó, os coentros em pó, a curcuma, a malagueta vermelha em pó e o sal.

4.   Adicione um pouco de água e coza na pressão até estar pronto ou cozinhe normalmente até estar pronto.

CAPÍTULO - 7 PERFIL FARMACOGNÓSTICO DO TUMA

A caraterística morfológica refere-se à avaliação dos medicamentos pela cor, odor, sabor, tamanho, forma em caraterísticas especiais como o tato, a textura, etc. Trata-se de uma técnica de avaliação qualitativa baseada no estudo dos perfis morfológico e sensorial de todo o medicamento. A avaliação organoléptica significa conclusões retiradas de estudos resultantes de impressões nos órgãos dos sentidos. O estudo da forma de um medicamento em bruto é a *morfologia*, enquanto a descrição da forma é a *morfografia*.

A Tuma é pálida, com uma superfície verde lisa e cerosa e uma polpa esponjosa branca.

Os caracteres macroscópicos da planta de *Lagenaria siceraria* são os seguintes

Raiz-10-45 cm de comprimento, alguns mm a dois cm de diâmetro, quase cilíndrica e afunilada, com casca fina e lenho cilíndrico compacto e largo; fratura curta; sabor amargo. Caule-herbáceo, espinhoso com nós e entrenós proeminentes, verde quando fresco, pedaços de caule com 8-10 mm de espessura.

Folhas - pecioladas, estipuladas, ovado-oblongas ou elípticas, sinuadas ou subpinnatifidas, subagudas, pilosas, com 4-12,5 cm de comprimento e 2-7,5 cm de largura; verdes; nervuras e nervura central cheias de espinhos agudos; odor e sabor não distintos.

Frutos - globosos, com 8-15 cm de diâmetro, rodeados por cálices persistentes na base, frutos variegados com faixas verdes e brancas, os frutos maduros apresentam diferentes tonalidades verdes e brancas.

A Lagenaria siceraria tem 7,9-15,5 cm de comprimento, forma elíptica com margem inteira e venação paralela. O ápice da planta é agudo, com uma superfície coriácea de textura firme, cor verde escura, sabor amargo e odor caraterístico. A secção transversal da *Lagenaria siceraria* mostra que a epiderme superior é constituída por células parenquimatosas alongadas, cobertas por cutícula. A epiderme superior apresenta poucos estomas, que são de tipo anisocítico. A epiderme inferior contém células parenquimatosas alongadas de paredes onduladas cobertas por cutícula. Estão presentes vários tricomas de cobertura e colapsados e muito poucos tricomas glandulares. As células em paliçada estão presentes na epiderme superior e inferior. O mesofilo é constituído por 3-4 camadas de cloroplastos que contêm células ovais a circulares dispostas de forma compacta. É interrompido por feixes vasculares de vários tamanhos. Os feixes vasculares estão rodeados por esclerênquima de 2-3 camadas; são conjuntos, colaterais e fechados. O xilema é colocado em direção à epiderme superior e o floema em direção à epiderme inferior.

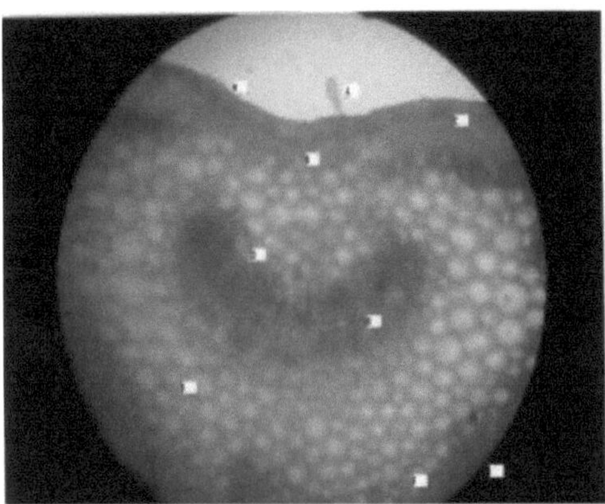

Fig. 17. T.S. *Lagenaria siceraria*

Tricomas (A), nervura mediana: face adaxial (B), face abaxial (I), lâmina (C), feixe vascular principal (D), parênquima (E), colênquima (F), suporte acessório (G)

MICROSCOPIA DE PÓ

Procedimento

Colocou-se uma quantidade judiciosa de folha em pó numa lâmina de vidro, à qual se adicionaram algumas gotas de hidrato de cloral e aqueceu-se durante 1-2 minutos. Adicionaram-se algumas gotas de cloroglucinol e HCL concentrado. A lâmina de vidro foi então montada com glicerina. Tomou-se o cuidado de evitar bolhas de ar ao colocar a lamela. O excesso de glicerina fora da lamela foi retirado com papel absorvente.

Os grãos de amido são os principais elementos presentes no pó. O seu contorno é circular e raramente angular. Os cristais de oxalato de cálcio em forma de agulha são vistos com menos frequência no pó. Também se observam no pó fragmentos de tecidos com inclusões de cor laranja. Trata-se de corpos lipídicos. Também se

34

observou fibra curta

1-Fibras longas e curtas

Lignificadas e agora -lignificadas, observam-se fibras longas, delgadas e cilíndricas.

2- Cristais de oxalato de cálcio

Os cristais de oxalato de cálcio são observados em abundância no tecido moído do pecíolo. Os cristais ocorrem em massas densas e irregulares em cada célula. Os cristais individuais são curtos e fusiformes. Uma vez que os cristais estão densamente agregados, os cristais individuais não são distinguíveis. Os cristais na zona externa colenquimatosa são muito reduzidos ou ausentes.

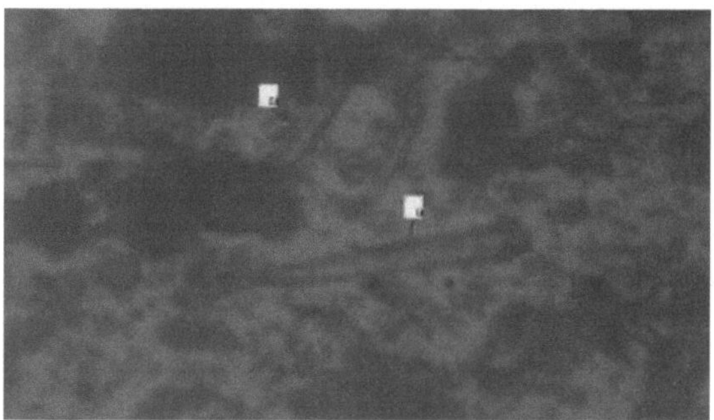

F1-Fibra longa F2-Fibra curta

Fig 18 - Caraterísticas microscópicas em pó de *Lagenaria siceraria*

CAPÍTULO - 8 CONSTANTES FÍSICO-QUÍMICAS

VALORES DE CINZA

O resíduo remanescente após a incineração do medicamento em bruto é designado por cinzas. O resíduo obtido representa geralmente os sais inorgânicos que se encontram naturalmente na droga e que a ela aderem. Varia com limites definidos consoante os solos. Pode também incluir matéria inorgânica adicionada para efeitos de adulteração. Assim, a determinação do valor de cinzas fornece a base para julgar a identidade e a limpeza de qualquer medicamento e dá informações relativas à sua adulteração/contaminação com matéria inorgânica, pelo que os valores de cinzas são úteis para determinar a qualidade e a pureza do medicamento. .

A cinza total de um medicamento em bruto reflecte o cuidado tomado na sua preparação. A cinza insolúvel em ácido é uma parte da cinza total que é insolúvel em ácido clorídrico diluído. É imposto um limite mais elevado de cinzas insolúveis em ácido, especialmente nos casos em que a sílica pode estar presente ou quando o teor de oxalato de cálcio do medicamento é muito elevado. O procedimento indicado na Farmacopeia Indiana foi utilizado para determinar os diferentes valores de cinzas, tais como cinzas totais, cinzas insolúveis em ácido e cinzas solúveis em água.

Determinação do valor total de cinzas

Cerca de 3 g de material em pó seco ao ar, pesado com exatidão, foi colocado num cadinho de sílica e incinerado, aumentando gradualmente a temperatura até 450^0 C durante 1 hora, até ficar vermelho vivo e sem carbono. Arrefeceu-se e pesou-se, repetindo-se a operação até se obter um valor constante. Em seguida, a percentagem de cinzas totais foi calculada com referência à droga seca ao ar.

Determinação do valor de cinzas insolúveis em ácido

As cinzas obtidas da forma indicada no ponto "Cinzas totais" foram fervidas com 25 ml de HCl 2 N durante 5 minutos. As matérias insolúveis foram recolhidas num papel de filtro sem cinzas, lavadas com água quente, secas no papel de filtro, inflamadas e pesadas. Em seguida, calculou-se a percentagem de cinzas insolúveis em ácido em relação à droga seca ao ar

Determinação do valor de cinzas solúveis em água

A cinza total obtida foi fervida com 25 ml de água durante 5 minutos. As matérias insolúveis foram recolhidas num papel de filtro sem cinzas, lavadas com água quente e incineradas durante 15 minutos a uma temperatura não superior a 450° C. O peso das matérias insolúveis foi subtraído do peso das cinzas totais. A diferença de peso representa a cinza solúvel em água. A percentagem de cinzas solúveis em água foi calculada com referência à droga seca ao ar.

Quadro 1: Determinação do valor das cinzas

Exp. Não.	Peso do medicamento (g)	Peso da cinza total (g)	% Peso da cinza total	Média (%)
1	2	0.20	10	10.5
2	2	0.22	11	
Exp. Não.	Peso do medicamento (g)	Peso das cinzas solúveis em água (g)	%Peso de cinzas solúveis em água (g)	Média (%)
1	2	0.05	2.5	2.75
2	2	0.06	3	
Exp. Não.	Peso do medicamento (g)	Peso das cinzas insolúveis em ácido (g)	%Peso de cinzas insolúveis em ácido (g)	Média (%)
1	2	0.14	7	6.75
2	2	0.13	6.5	

VALORES EXTRACTIVOS

Os valores de extração das drogas em bruto são úteis para a sua avaliação, especialmente quando os constituintes de uma droga não podem ser facilmente estimados por qualquer outro meio. Além disso, estes valores indicam a natureza dos constituintes presentes numa droga em bruto

Determinação do valor de extração solúvel em álcool

5 g do fruto seco ao ar de *Lagenaria siceraria* foram macerados com 100 ml de etanol

a 90% num balão fechado durante 24 horas, agitando frequentemente durante as primeiras 6 horas e deixando repousar durante 18 horas. Em seguida, filtrou-se rapidamente, tomando precauções para evitar a perda do solvente. Deste filtrado, 25 ml foram evaporados até à secura num prato raso de fundo plano, secos a 105□c e pesados. A percentagem do valor extrativo solúvel em etanol foi calculada com referência ao medicamento seco ao ar e os resultados foram registados na tabela.

Determinação do valor de extração solúvel em água

Pesaram-se com exatidão 5 g de droga em pó grosseiro e macerou-se com 100 ml de água com clorofórmio num balão fechado durante 24 horas, agitando-se frequentemente durante as primeiras 6 horas e deixando-se repousar durante 18 horas.

Determinação do valor extrativo solúvel em éter

Quadro 2 - Valores extractivos de *Lagenaria siceraria*

Tipo de valor extrativo	Exp. Não.	Peso do extrato (g)	Valor de extração (gm)	%valor de extração	Média (%)
Valor extrativo solúvel em éter	1	5	0.02	1.6	2.0
	2	5	0.03	2.4	
Valor extrativo solúvel em álcool	1	5	0.20	16	15.6
	2	5	0.19	15.2	
Valor extrativo solúvel em água	1	5	0.34	16.2	16.4
	2	5	0.32	16.6	

Os parâmetros físico-químicos foram investigados e reportados como, valor total de cinzas (10,5%w/w), valor de cinzas insolúveis em ácido (6,75%w/w), valor de cinzas solúveis em água (2,75%w/w), valor de extrato solúvel em álcool (15,6%w/w), valor de extrato solúvel em água (16,4%w/w) e valor de extrato solúvel em éter (2%w/w), perda por secagem (5,5%w/w) .

PERDA NA SECAGEM

A perda por secagem é a perda de peso, em % m/m, determinada pelo processo a seguir descrito. Determina a quantidade de matéria volátil de qualquer tipo (incluindo água) que pode ser expulsa nas condições especificadas (exsicador). Se a amostra se apresentar sob a forma de cristais grandes, reduzir o seu tamanho por trituração rápida até à obtenção de um pó.

Procedimento

Cerca de 1,5 g da droga em pó foi pesada com exatidão num prato de porcelana tarado, que foi previamente seco a 105° C num forno de ar quente até peso constante e depois pesado. A partir da diferença de peso, foi calculada e registada a percentagem de perda por secagem em relação à substância seca ao ar.

*Quadro 3- Perda por secagem de **Lagenaria siceraria***

N.º de Expt.	Peso do medicamento antes da secagem(g)	Peso do medicamento após secagem(g)	Diferença(g)	% Perdido	Média%
1	5	4.71	0.29	5.8	5.5
2	5	4.74	0.26	5.2	

ANÁLISE DE FLUORESCÊNCIA

Quadro 4- Dados da análise de fluorescência do medicamento em pó

Si. Não.	Tratamento químico	Luz do dia	Luz UV (245 nm)
1.	Pó como tal	Verde	Amarelo esverdeado
2.	Pó + HCl 1 N	Lama	Fluorescência verde turva
3.	Pó + NaOH 1 N aq.	Laranja amarelado	Fluorescência esverdeada
4.	Pó + alc. 1 N NaOH	Verde claro	Verde fluorescente
5.	Pó + 50% HNO_3	Laranja	Laranja esverdeado escuro
6.	Pó + 50% H_2SO_4	Preto	Preto esverdeado

ESTUDOS FITOQUÍMICOS PRELIMINARES

Para o nosso presente estudo, utilizámos o material vegetal como fruto em pó de *Lagenaria siceraria* para extrair os compostos e testar os constituintes químicos presentes nos mesmos. Para o isolamento dos compostos, utilizámos a técnica cromatográfica e desenvolvemos vários sistemas de solventes para confirmar os constituintes activos presentes nos mesmos através de diferentes estudos espectrais·

PREPARAÇÃO DE EXTRACTOS

O extrato do fruto em pó de *Lagenaria siceraria* foi extraído utilizando os seguintes solventes

1   Éter de petróleo

2   Clorofórmio

3   Acetato de etilo

4   Etanol

O pó do fruto seco à sombra (300 g) foi bem acondicionado num aparelho de soxhlet e submetido a uma extração a quente sucessiva e contínua com um solvente selecionado com polaridade crescente. O extrato foi filtrado a quente e o extrato resultante foi destilado no vácuo sob pressão reduzida, a fim de remover completamente o solvente. Secou-se e conservou-se num exsicador até à experimentação. O extrato obtido foi pesado e a % de rendimento foi calculada em termos de material bruto em pó seco ao ar.

Quadro 5.- Determinação dos valores de extração sucessivos de vários extractos de frutos em pó de *Lagenaria siceraria*

S. Não.	*Extractos*	Rendimento (gms.)	% Rendimento (w/w)
1.	*Éter de petróleo*	5	1.65
2.	Clorofórmio	3	0.99
3.	Acetato de etilo	3.5	1.15
4	Extrato etanólico	19.6	6.5

ANÁLISE FITOQUÍMICA QUALITATIVA

Os extractos obtidos foram submetidos a vários testes fitoquímicos, para identificar os constituintes activos, que mostraram a presença de alcalóides, glicosídeos, saponinas, hidratos de carbono, taninos, compostos fenólicos, proteínas e gorduras nos extractos. Os extractos foram submetidos a cromatografia de camada fina.

No género são conhecidos alcalóides, fenóis, taninos, flavonóides e compostos esteroidais. A pesquisa bibliográfica revelou que existe uma série de relatórios disponíveis sobre a *Lagenaria siceraria*, que são discutidos abaixo. A análise fitoquímica de uma porção comestível do fruto mostra que é uma boa fonte de glucose e frutose. A composição de aminoácidos do fruto é a seguinte: leucinas 0,8; fenilalanina 0,9; valina 0,3; tirosina 0,4; alanina 0,5; treonina 0,2; ácido glutâmico 0,3; serina 0,6; ácido aspártico 1,9; cistina 0,6; cisteína 0,3; arginina 0,4; e prolina 0,3mg/g. O fruto é uma boa fonte de vitaminas B e uma fonte razoável de ácido ascórbico. Os frutos amargos produzem 0,013% de espuma sólida contendo *cucurbitacinas* B, D, G e H, principalmente cucurbitacina B. Estes princípios amargos estão presentes no fruto como agliconas. As folhas contêm cucurbitacina B e as raízes, cucurbitacinas B, D e E. O rastreio fitoquímico do fruto revelou que foram isolados dois esteróides da fração de éter de petróleo, que foram identificados como fucosterol e campesterol. O teor de açúcares e de fenólicos do produto fresco foi testado, fornecendo uma caraterização nutricional parcial deste vegetal. Foram encontrados glucose e frutose e vestígios de sacarose; além disso, foi detectada uma pequena quantidade de derivados não identificados do ácido mandi-cafeoilquínico.

1. Testes para deteção de alcalóides

(a) Teste de Dragendorff: A 1 ml do extrato, adicionar 1 ml do reagente de Dragendorff (solução de iodeto de bismuto e potássio). Um precipitado vermelho-alaranjado indica a presença de alcalóides.

(b)Teste de Mayer: A 1 ml do extrato, adicionar 1 ml do reagente de Mayer (solução de iodeto de mercúrio e potássio). O precipitado amarelo-esbranquiçado ou de cor creme indica a presença de alcalóides.

(c) Teste de Hager: A 1 ml do extrato, adicionou-se 3 ml do reagente de Hager (solução saturada de éter de petróleo de ácido pícrico), o precipitado de cor amarela indicou a presença de alcalóides.

(d)Teste de Wagner: A 1 ml do extrato, adicionaram-se 2 ml do reagente de Wagner (iodo em iodeto de potássio). A formação de um precipitado castanho-avermelhado indica a presença de alcalóides.

2. Teste para Saponinas: Tomar uma pequena quantidade de extractos etanólico e aquoso separadamente e adicionar 20 ml de água destilada e agitar num cilindro graduado durante 15 minutos longitudinalmente. Uma camada de espuma de 1 cm indica a presença de saponinas.

3. Testes para Glicosídeos

(a)Teste legal: Dissolve-se o extrato em piridina e adiciona-se uma solução de nitroprussiato de sódio para o tornar alcalino. A formação de uma cor vermelha rosada a vermelha mostra a presença de glicosídeos.

Teste de Baljet: A 1ml do extrato de teste, adicionou-se 1ml de solução de picrato de sódio e a cor amarela a laranja revelou a presença de glicosídeos.

(b)Teste de Keller-Killiani: 1g de droga em pó é extraído com 10ml de álcool a 70% durante 2 minutos, filtrado, adicionado ao filtrado 10ml de água e 0,5ml de uma solução forte de acetato de chumbo, filtrado e o filtrado é agitado com 5ml de clorofórmio. Separar a camada de clorofórmio numa cápsula de porcelana e remover o solvente por evaporação suave. Dissolver o resíduo arrefecido em 3 ml de ácido acético glacial com 2 gotas de solução de cloreto férrico a 5%. Transferir cuidadosamente esta solução para a superfície de 2 ml de ácido sulfúrico concentrado. Forma-se uma camada castanha-avermelhada na junção dos dois líquidos e a camada superior torna-se lentamente verde-azulada, escurecendo com o tempo.

(c) Teste de Borntrager: Adicionar alguns ml de ácido sulfúrico diluído a 1 ml da solução de extrato. Ferver, filtrar e extrair o filtrado com clorofórmio. A camada de clorofórmio foi tratada com 1 ml de amoníaco. A formação da cor vermelha da camada amoniacal mostrou a presença de glicosídeos de antraquinona.

4. Pesquisa de hidratos de carbono

(a) Teste de Molisch: A 2ml do extrato, adicionar 1ml de solução de α-naftol, adicionar ácido sulfúrico concentrado através do lado do tubo de ensaio. A cor púrpura ou violeta avermelhada na junção dos dois líquidos revela a presença de hidratos de carbono.

(b)Teste de Fehling: A 1 ml do extrato, adicionar quantidades iguais da solução de

Fehling A e B. Após aquecimento, a formação de um precipitado vermelho-tijolo indica a presença de açúcares.

(c) Teste de Benedict: A 5 ml de reagente de Benedict, adicionar 1 ml de solução de extrato, deixar ferver durante 2 minutos e arrefecer. A formação de precipitados vermelhos indica a presença de açúcares.

5. Testes de compostos fenólicos e taninos

(a) Tomar uma pequena quantidade da solução de ensaio e misturar com uma solução básica de acetato de chumbo. A formação de precipitados brancos indica a presença de taninos.

(b) Adicionar uma solução de cloreto férrico a 1 ml do extrato; a formação de um produto de cor azul escura ou preta esverdeada indica a presença de taninos.

(c) A pequena quantidade de extrato em estudo é tratada com uma solução de cianeto férrico de potássio e amoníaco. Uma cor vermelha intensa indica a presença de taninos.

(d) Ao extrato em estudo, adicionou-se uma solução forte de dicromato de potássio; um precipitado de cor amarela indicou a presença de taninos e fenólicos.

6. Testes para flavonóides

(a) O fármaco em solução etanólica e aquosa com alguns ml de amoníaco é observado em U.V. e luz visível; a formação de fluorescência indica a presença de flavonóides.

(b) Uma pequena quantidade de extrato é tratada com álcool amílico, acetato de sódio e cloreto férrico. A solução de cor amarela que se forma desaparece com a adição de um ácido, o que indica a presença de flavonóides.

(c) Teste de Shinoda: O extrato etanólico do pó tratado com folha de magnésio e HCl concentrado dá uma cor vermelho-cereja intensa que indica a presença de flavonóides ou uma cor vermelho-alaranjada que indica a presença de flavonóis.

(d) O extrato é tratado com hidróxido de sódio; a formação de uma cor amarela indica a presença de flavonas.

(e) O extrato é tratado com H_2SO_4 concentrado, a formação de cor amarela ou laranja indica flavonas.

(f) Os extractos etanólico e aquoso foram tratados com cloreto de sódio a 10%; a formação de cor amarela indicou a presença de cumarinas.

7. Teste para esteróides

(a) Ensaio de Libermann-Burchard: dissolveu-se 1 g da substância em estudo em algumas gotas de clorofórmio, adicionaram-se 3 ml de anidrido acético e 3 ml de ácido acético glacial, aqueceu-se e arrefeceu-se sob a torneira e adicionaram-se gotas de ácido sulfúrico concentrado nas paredes do tubo de ensaio. O aparecimento de uma cor verde-azulada indica a presença de esteróis.

(b)Teste de Salkowski: Dissolver o extrato em clorofórmio e adicionar um volume igual de H_2SO_4 conc. A formação de uma cor vermelha azulada a cereja na camada de clorofórmio e de uma fluorescência verde na camada ácida representa os componentes esteróides do extrato testado.

8. Testes para proteínas e aminoácidos

(a)Teste de Biureto: Adiciona-se 1 ml de solução de hidróxido de sódio a 40% e 2 gotas de solução de $CuSO_4$ a 1% até se obter uma cor azul e, em seguida, adiciona-se 1 ml do extrato. A formação de uma cor violeta rosada ou púrpura indica a presença de proteínas.

(b)Teste da ninidrina: Adicionam-se duas gotas de reagente de ninidrina a 0,2% recentemente preparado (solução a 0,1% em n-butanol) a uma pequena quantidade de solução de extrato e aquece-se. O desenvolvimento de cor azul revela a presença de proteínas, péptidos ou aminoácidos.

(c) Teste xantoproteico: A 1 ml do extrato, adicionou-se 1 ml de ácido nítrico concentrado. Formou-se um precipitado branco, que foi fervido e arrefecido. Em seguida, adiciona-se 20% de hidróxido de sódio ou amoníaco. A cor laranja indica a presença de aminoácidos aromáticos.

(d) Teste de Millon: acidifica-se 1 ml da solução de teste com ácido sulfúrico, adiciona-se o reagente de Millon e ferve-se esta solução. A formação de um precipitado amarelo indica a presença de proteínas.

9. Testes para Triterpenóides

(a) Teste de Noller: Dissolver dois ou três grânulos de estanho metálico em 2 ml de solução de cloreto de tionilo. Em seguida, adicionou-se 1 ml do extrato a um tubo de ensaio e aqueceu-se, a formação de cor rosa indica a presença de triterpenóides.

10. Testes para óleos e gorduras fixos

(a)Teste pontual: Pressionar uma pequena quantidade de extractos entre o papel de filtro. As manchas de óleo no papel indicam a presença de óleos fixos.

(b)Teste de saponificação: A 1 ml do extrato, adicionaram-se algumas gotas de hidróxido de potássio alcoólico 0,5 N e uma gota de fenolftaleína. Aquecer a mistura num banho de água durante 1-2 horas. A formação de sabão ou a neutralização parcial do álcali indica a presença de óleos e gorduras fixos.

Os constituintes presentes nos extractos de frutos de *Lagenaria siceraria* são apresentados no quadro

Quadro 6: Componentes vegetais presentes na *Lagenaria siceraria*

Componentes vegetais	Extrato de éter de petróleo	Extrato de acetato de etilo	Extrato clorofórmico	Extrato etanólico
Alcalóides	-	-	-	++
Saponinas	+	+	+	+
Glicosídeos	-	+	+	++
Hidratos de carbono	-	-	+	++
Compostos fenólicos e Taninos	+	+	+	++
Fitoesteróis	+	+	+	++
Flavonóides	+	+	-	++
Esteróides	-	-	-	++
Proteínas e aminoácidos	-	-	-	+
Triterpenóides	+	+	+	-
Óleos e gorduras fixos		+		+

- Ausente; + Ligeiro; ++ Moderado

5.1.9 Cromatografia em camada fina (TLC)

A cromatografia é essencialmente um grupo de técnicas para a separação dos compostos de misturas através da sua distribuição contínua entre duas fases, uma das quais se desloca através da outra. O princípio principal da separação pode ser a partição ou a adsorção. O éter de petróleo, o clorofórmio, o acetato de etilo e os extractos etanólicos de várias plantas individuais foram submetidos a estudos de cromatografia de camada fina para a separação e identificação dos seus componentes.

A cromatografia em camada fina é uma ferramenta analítica importante para a separação, identificação e estimativa de diferentes componentes. Quando uma mistura de componentes é colocada em placas de cromatografia em camada fina, os compostos facilmente solúveis, mas não fortemente adsorvidos, sobem juntamente com o solvente e os compostos não tão solúveis, mas mais fortemente adsorvidos, sobem menos rapidamente, conduzindo à separação dos compostos.

Etapas do trabalho de CPT

(a)   Preparação da placa

(b)   Aplicação da amostra sob a forma de manchas ou bandas na placa cromatográfica

(c)   Seleção de solventes

(d)   Seleção de adsorventes

(e)   Agente de deteção

(f)   Análise qualitativa/quantitativa

\>   A sílica gel G foi pesada na quantidade necessária

\>   Foi feita uma pasta homogénea com água destilada suficiente

\>   A lama foi vertida em placas de vidro TLC pela técnica de espalhamento e a camada uniforme de gel de sílica foi ajustada para 0,25 mm de espessura.

\>   As placas revestidas foram deixadas a secar ao ar e activadas por aquecimento em estufa de ar quente a 100-105°C durante 1 hora e depois utilizadas para TLC.

> Os extractos foram preparados com os respectivos solventes, como éter de petróleo, clorofórmio, acetato de etilo e etanol, e colocados até 10 ml em diferentes tubos de ensaio.

> Em seguida, com a ajuda de um tubo capilar, os extractos foram colocados na placa TLC, que foi desenvolvida na câmara TLC, previamente saturada com diferentes sistemas de solventes.

Foram selecionados alguns sistemas de solventes por tentativa e erro. Finalmente, o seguinte sistema de solventes foi escolhido e adotado para o estudo com aldeído - ácido sulfúrico como reagente de pulverização.

Éter de 1-petrólio: Tolueno: Metanol	(3:3:4)
Éter de 2-petrólio: Clorofórmio: Metanol	(3:5:2)
3-Clorofórmio: Acetato de etilo: Metanol	(2:6:2)
4-Benzeno: Clorofórmio: Etanol	(4:4:2)

As diferentes manchas desenvolvidas em cada sistema de solventes foram identificadas à luz do dia e o cálculo do valor Rf (fluxo relativo) foi efectuado de acordo com a fórmula seguinte.

Quadro 7: TLC de vários extractos de frutos em pó de *Lagenaria siceraria*

N.º Sr.	Extractos	Sistema de solventes	Número de pontos	Cor das manchas	R_f Valores
1	Extrato de éter de petróleo	Éter de petróleo : tolueno : metanol 3:3:4	3	Cinzento Cinzento Violeta	0.18 0.48 0.84
2	Extrato clorofórmico	Éter de petróleo: clorofórmio: metanol 3:5:2	4	Cinzento Violeta Cinzento	0.18 0.26 0.62

				Cinzento	0.75
3	Extrato de acetato de etilo	Clorofórmio: acetato de etilo: metanol 2:6:2	4	Cinzento	0.40
				Violeta	0.46
				Cinzento	0.53
				Cinzento	0.86
4	Extrato etanólico	Benzeno: Clorofórmio: etanol 4:4:2	5	Castanho claro	0.24
					0.38
				Cinzento	0.68
				Cinzento	0.80
				Violeta.	0.86

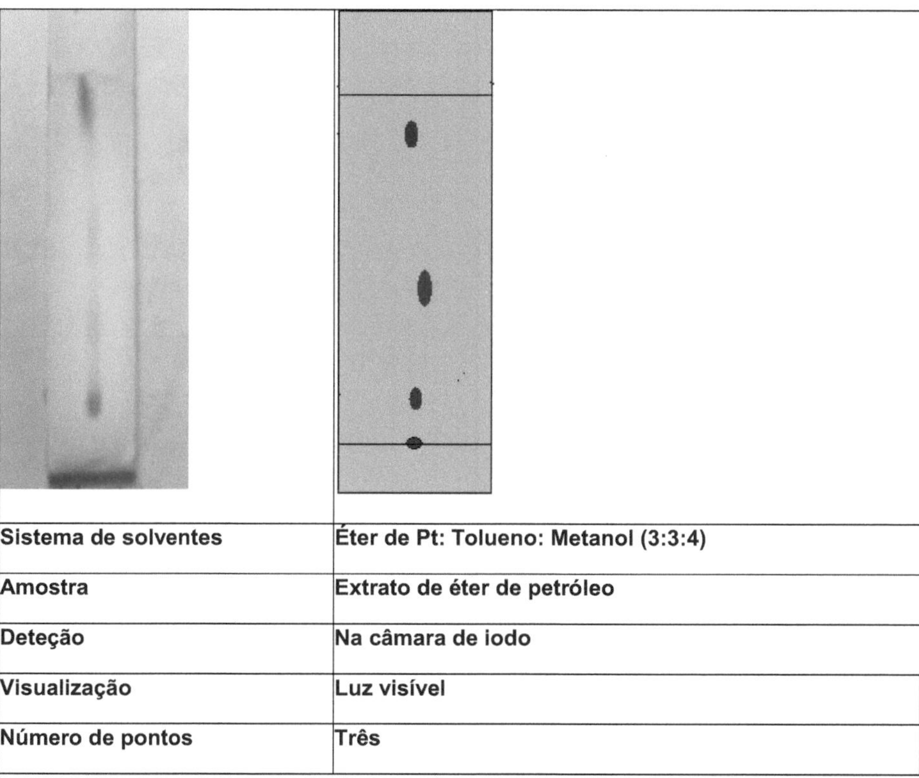

Sistema de solventes	Éter de Pt: Tolueno: Metanol (3:3:4)
Amostra	Extrato de éter de petróleo
Deteção	Na câmara de iodo
Visualização	Luz visível
Número de pontos	Três

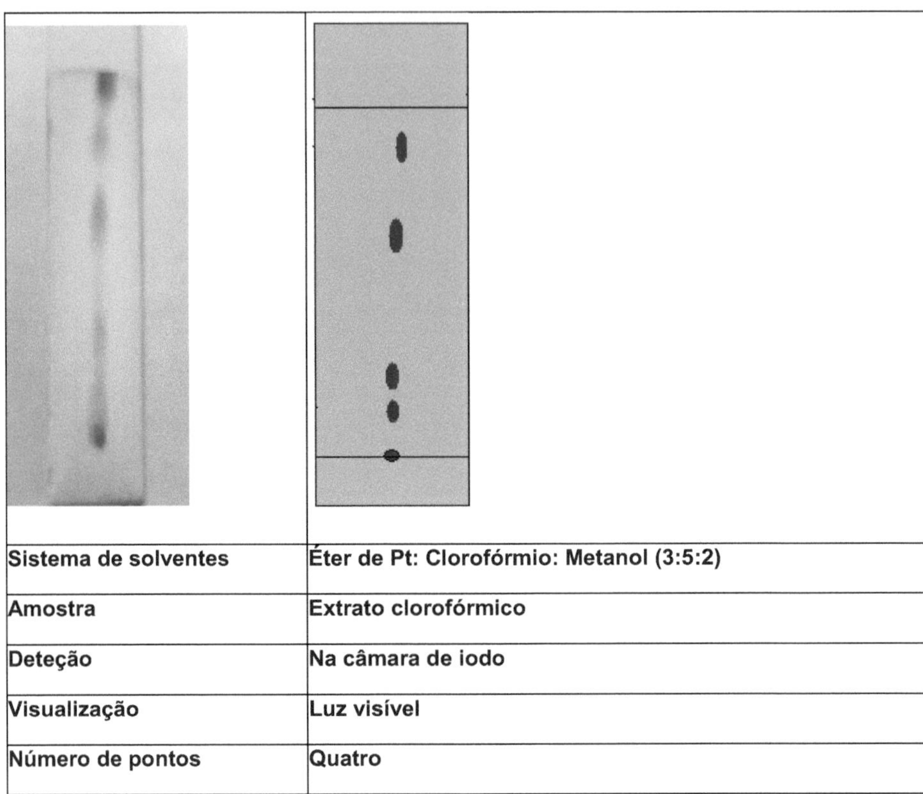

Sistema de solventes	Éter de Pt: Clorofórmio: Metanol (3:5:2)
Amostra	Extrato clorofórmico
Deteção	Na câmara de iodo
Visualização	Luz visível
Número de pontos	Quatro

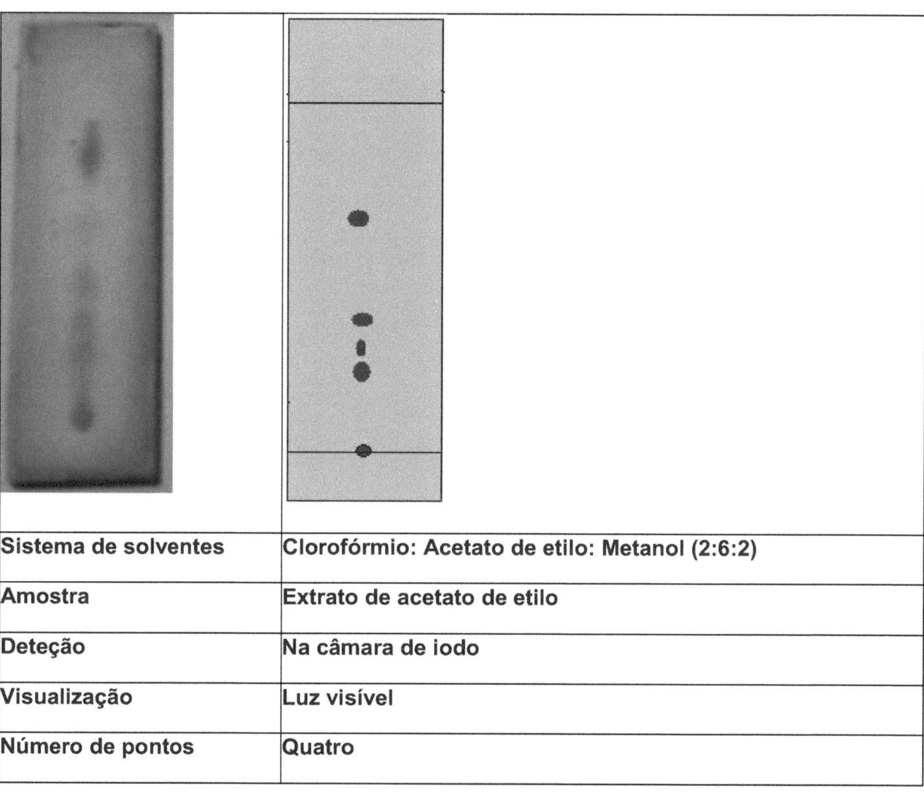

Sistema de solventes	Clorofórmio: Acetato de etilo: Metanol (2:6:2)
Amostra	Extrato de acetato de etilo
Deteção	Na câmara de iodo
Visualização	Luz visível
Número de pontos	Quatro

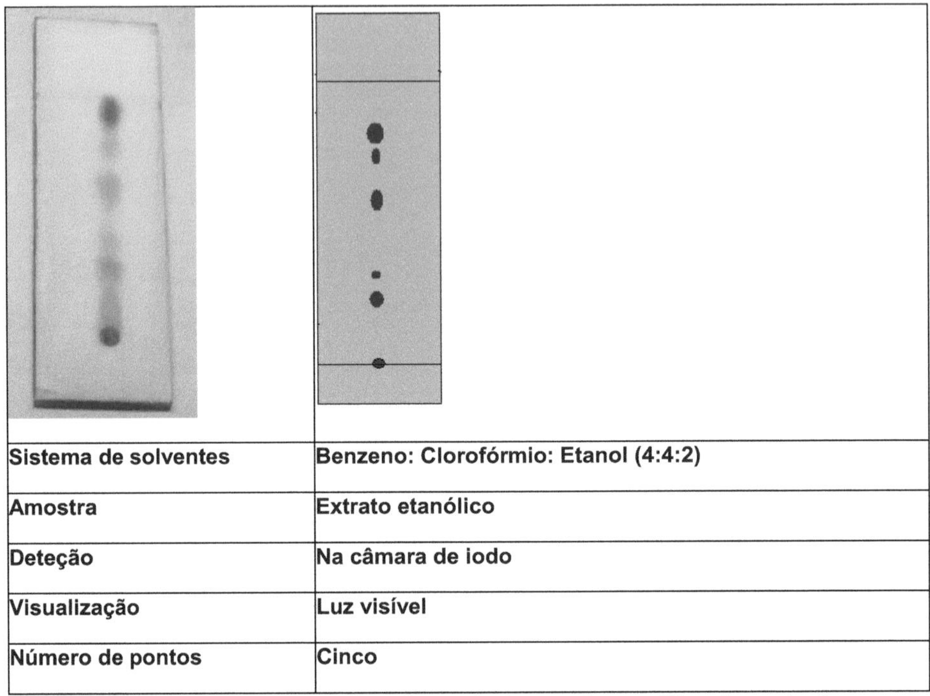

Sistema de solventes	Benzeno: Clorofórmio: Etanol (4:4:2)
Amostra	Extrato etanólico
Deteção	Na câmara de iodo
Visualização	Luz visível
Número de pontos	Cinco

A cromatografia em camada fina é um instrumento analítico importante para a separação, identificação e estimativa de diferentes componentes.As diferentes manchas desenvolvidas em cada sistema de solvente foram identificadas à luz do dia e o cálculo dos valores de Rf (fluxo relativo) são 0,18, 0,48, 0,84 para o éter de petróleo, 0,18, 0,26, 0,62, 0,75 para o clorofórmio, 0,40, 0,46, 0,53, 0,86 para o acetato de etilo e 0,24, 0,38, 0,68, 0,80, 0,86 para o extrato de etanol.

BIBLIOGRAFIA

1. Conversa com Deepak (artesão), Karnataka, Índia, junho de 2012.

2. Chhattisgarh Handicrafts Development Board, "Tumba", acedido em 5 de abril de 2013, cghandicraft.com/Tumba.aspx.

3. Design Resource on Tuma Craft of Bastar, por Palash Vaswani, Industrial Design Centre (IDC), IIT Bombay.

4. Sharma SK, Puri R, Jain A, et al. Avaliação dos efeitos na saúde devido ao consumo de sumo de cabaça amarga (*Lagenaria siceraria*). *Jornal Indiano de Investigação Médica* 2012;135(1):49-55.

5. Prajapati RP, Kalariya M, Parmar SK, Sheth NR. Revisão fitoquímica e farmacológica de Lagenaria sicereria. Jornal de Ayurveda e Medicina Integrativa 2010;1(4):266-272.

6. Katare C, Saxena S, Agrawal S, Joseph AZ, Subramani SK, Yadav D, Singh N, Bisen PS, Prasad GB. Funções hipolipemiantes e antioxidantes do extrato de cabaça de garrafa (Lagenaria siceraria) na dislipidemia humana. J Evid Based Complementary Altern Med. 2014 Abr;19(2):112-8.

7. Patwardhan B., Ashok D. B., Vaidya A. & Chorghade M., Ayurveda & natural products drug discovery, Current science (2004), 789-864.

8. Dev S., Ancient-Modern Concordance in Ayurvedic Plants: Alguns exemplos, Perspetiva de Saúde Ambiental (1999), 210-215.

9. Kumar V., & Parmar N.S., Herbs: A potential source for the development of new phytomedicinals, The Pharma Review (2003), 59-63.

10. Mukherjee P.K., Quality Control of Herbal Drugs, 1st edition, Business Horizons Pharmaceutical Publishers (2002), 97,98, 356-357, 388-421, 441-455, 546-548.

11. Raina M. K., Quality control of herbal & her mineral formulations, Indian J. Nat. Prod. (2003), 19(1), 11-15.

12. Kothari Y. K. & Tahiliyani P., Standardization of I. S. M. Drugs, Ayurved- Vikas, (2000), 8-13.

13. Tortora J. & Derrickson B., (2007) Principal of Anatomy & Physiology, 11th

edition(2007),145,158

14. Chaudhari G.P.,Natural Product radiance,vol.7(1)(2008),19-21

15. http://www.nativeremidies.com

16. http://www.goherbal.com

17. Fard MH, Bodhankar SL, and Dikshit M.Cardioprotective activity of fruit of *Lagenariasiceraria* (Molina) Standley onDoxorubicinininduced cardiotoxicity in rats. Int J Pharmacol2008; 4(6):466-471.

18. Rahman AHMM, Anisuzzaman M, Ahmed F, RafiulIslam AKM, Naderuzzaman ATM. J of Applied SciRes 2008; 4(5):555-558.

19. Kirtikar KR, Basu BD. Indian Medicinal Plants. Ed. 2, Oriental Enterprises, Dehradun, 2001.

20. Nadkarni AK. Indian Material Medica. Ed 3rd, Vol.1, Bombay Popular Book Depot, Índia, 1954, 181.

21. Shirwaikar A, Sreenivasan KK. Indian J Pharm Sci1996; 58:197-202.

22. Jiwjinda S, Santisopasn V, Murakam A, Kim OK, Kim HW, Ohigashi H. Asian J cancer prevention

23. Baranowska MK, Cisowski W. Determinação cromatográfica de alto rendimento de flavonas-C-glicosídeos em algumas espécies da família Cucurbitaceae. J Chromatography 1994;675:240-243.

24. Wang HX, Ng TB. Lagenin, uma proteína nobre de inativação do ribossoma com atividade ribonucleolítica de sementes de cabaça de garrafa *Lagenaria siceraria*. life Sci 2000; 67(21):2631-2638.

25. Shah BN, Seth AK. Estudos farmacognósticos da *Lagenaria siceraria* (Molina) standley. Jornal Internacional de Investigação em Tecnologia Farmacêutica 2010; 2(1):121-124.

26. A Riqueza da Índia. A Dictionary of Indian raw materials & industrial products, CSIR, New DelhiIII, 2004, 16-19

27. Shirwaikar A, Sreenivasan KK. Chemical investigation and antihepatotoxic activity of the fruits of *Lagenaria siceraria*, Indian Journal of Pharmaceutical Sciences 1996; 58(5):197-202.

28. Calabrese N. Aspectos tecnológicos e qualitativos da cabaça de cabaça, *Lagenaria siceraria*. (Molina)Standley para processamento, ISHS Ata Horticulturae492: I Simpósio Internacional sobre Cucurbitáceas2000.

29. Ghosh K, Chandra K, Ojha AK, Sarkar S, Islam SS.Identificação estrutural e atividade citotóxica de um polissacárido dos frutos de *Lagenariasiceraria* (Lau) Carbohydrate Research. 2009, 344(5):693-698.

30. Chang SC, Lee MS, Li CH, Chen ML. Conteúdo de fibras alimentares e composição de vegetais na área de Taiwan. Asian Pacific J Clin Nutri 1995; 4:204-210.

31. Jiwjinda S, Santisopasin V, Murakam A, Kim OK, Kim HW, Ohigashi H. Efeito supressor das plantas tailandesas comestíveis na geração de superóxido e NO. Asian pacific J Cancer Prev 2002; 3:215-223.

32. Rahman ASH. Bottle gourd (*Lagenaria siceraria*) a vegetable for good health, natural product radiance, 2003, 2(5):249-256.

33. *Lagenaria siceraria* (Mol.) Standley In Indian Medicinal Plants, Warrier PK, VPK Nambiar, C Ramankutty (Ed), Vol. 3rd, Orient Longman Limited, Madras, 1995, 292-296.

34. Enslin PR, Holzapfel CW, Norton KB, Rehm S. J Chem Soc C 1967; 964-972.

35. Gangwal A, Parmar SK, Sheth NR. Biblioteca de investigação académica Der Pharmacia Letter 2010; 2(1):307-317

36. Kirtikar KR, Basu BD. Indian Medicinal Plants. Oriental Enterprises, International Book distributors, Dehradun, Índia, 2005, 1116-1117.

37. Duke JA, Ayensu ES. Medicinal Plants of China. Ed1st, Vol. 2nd. Publicações de Referência, Algonac, Michigan, 1985.

38.   Rood B. Kos uit die veldkombuis. Tafelberg. CapeTown, 1994.

39.   Chittendon F. RHS Dictionary of Plants plus Supplements. 1956 Oxford University Press, 1951.

40.   Summit G, Widess J. Making gourd musical instruments: over 60 string, wind and percussion instruments, and how to play.

41.   Chopra BN, Chopra IC. Glossário de Plantas Medicinais Indianas. Direção de Publicação e Informação, CSIR, Conselho de Investigação Científica e Industrial Nova Deli, Índia, 1992, 148.

42.   Duke JA. Handbook of Biologically Active Phytochemicals and their activities. FL CRC Press, Boca Raton.

43.   Purseglove JW. Tropical Crops Dicotyledons. Longman Group Limited, Nova Deli, Índia. TABELA.1968.

44.   Lakshmi BVS, Kumar PU, Neelima N, Umarani V, Udhakar M. Efeitos hepatoprotectores de L. Siceraria. Jornal de Investigação de Ciências Farmacêuticas, Biológicas e Químicas 2011; 2(1):137.

45.   Pawar JC, Khaimar PP, Chaudhari SR. Jornal Internacional de Investigação e Desenvolvimento Farmacêutico IJPRD/2010/PUB/ARTI/VOV-2/ISSUE-7/SEP/009.

46.   Deshpande JR, Mishra MR, Meghre VS, Wadodkar SG, Dorle AK. Atividade de eliminação de radicais livres do fruto de *Lagenaria siceraria*. Natural Product Radiance 2007; 6(2):127-130.

47.   Saha P, Mazumdar UK, Haldar PK, Sen SK, Naskar S. Atividade anti-hiperglicémica de partes aéreas na diabetes induzida por STZ em ratos. Diabetologia Croatica 2011; 40-42.

48.   Chen CH, Chen HW, Chang CY. D: C Friedooleanane-Type Triterpenoids from *Lagenaria siceraria* and Their Cytotoxic Activity. Chem Pharm Bull 2008; 56(3):385-388.

49.   Ghule BV, Ghante MH, Saojia AN, Yeole PG. Efeito anti-hiperlipidémico do

extrato metanólico do fruto *de Lagenaria siceraria* Stand. Fruit em ratos hiperlipidémicos. Journal of Ethnopharmacology 2009; 124:333-337.

50. Saha P, Mazumdar UK, Haldar PK, Sen SK, Bala A. Atividade anticancerígena da parte aérea de *Lagenaria siceraria*. Jornal Internacional de Investigação sobre o Cancro, 2011; ISSN 1811-9727 / DOI: 10.3923/ijcr. 2011.

51. Shah BN, Seth AK. Atividade analgésica de *Lagenariasiceraria,* rom. J biol plant boil 2010; 55(1):23-26.

52. Prajapati R, Umbarkar R, Parmar S, Sheth N.Antidepressant like activity of *Lagenaria siceraria*, inter. J. Of nutrition, pharmacology, neurological Indian Herbal Pharmacopoeia Revised New Edition.(2002),404-405

53. *A Farmacopeia Ayurvédica da Índia, Parte -I, Vol. I, primeira edição. (2001). O controlador da publicação Civil lines, Delhi, 59-60*

54. Iyengar M.A., Pharmacognosy of powdered crude Drugs. (1980), 15,32,43.

55. EvansW.C.,Pharmacognosy,ElsevierSc.Ltd,London15[th] Edition.(2002),205-217

56. Divakar M.C., Plant Drug Evaluation, C.D. Remedies. (1996), 26-27, 49-5

57. Kokate C.K., Purohit A.P., Gokhale S.B., Practical Pharmacognosy, 4th edition (2000) Vallabh Prakashan, 107-111, 123-125, 130.

58. Khandelwal K.R. Practical Pharmacognosy,18th edition (2007), 9-15

59. Sharma B.K., Instrumental Method of Chemical Analysis, 21st edition, Goel Publication, Meeru (2002), 96-112, 134-216, 39-133.

60. Mukherjee P.K., Quality Control of Herbal Drugs, 1st edition, Business Horizons Pharmaceutical Publishers (2002), 441-455, 546-548.

61. Wealth of India, conselho de investigação científica e artística, Nova Deli, (1959), vol-5, 248

62. Loux J.J., Depalma P.D., Yankell S.L., Antipyretic testing of aspirin in rats, Toxicol APPI Pharmacol, (1972), 22, 672-75.

63. Pandhy I.P, Chaudhary N.S.K. Pandhy S.K, Avaliação da atividade anti-inflamatória e antipirética das raízes de *Ipomoea digitata*, Int.J.Pharmacol. Biol. Sci.

Vol2(2)(2008),135-137

64. http://www.herbs.2000.com

65. Swapna Latha P. & K. Kannabiran Antimicrobial activity & phytochemicals of *Lagenaria siceraria* Linn. Revista Africana de Biotecnologia vol- 5(23),(2006),2402

66. Dixit V.P. Verma M., Mathur N., Sharma S., Hypocholesterolaemic & antiatherosclerotic effects of solasodine in cholesterol fed rabbits. Phytotherapy-Research, (1992),270-273.

67. Kar D. M; Maharana L; Pattnaik S; Dash G K; Estudos sobre a atividade hipoglicémica do extrato do fruto de *Lagenaria siceraria* em ratos. Jornal de etnofarmacologia (J Ethnopharmacol), (2006), 251-256

68. Wang HX, Ng TB. Lagenina, um ribossoma nobre em proteína activadora com atividade ribonucleolítica de sementes de cabaça de garrafa *Lagenaria siceraria*. life Sci 2000; 67(21):2631-2638.

69. Shah BN, Seth AK. Estudos farmacognósticos da *Lagenaria siceraria* (Molina) standley. Jornal Internacional de Investigação em Tecnologia Farmacêutica 2010; 2(1):121-124.

70. The Wealth of India. A Dictionary of Indian raw materials & industrial products, CSIR, New Delhi, 2004, 16-19.

71. Shirwaikar A, Sreenivasan KK. Chemical investigation and antihepatotoxic activity of the fruits of *Lagenaria siceraria*, Indian Journal of Pharmaceutical Sciences 1996; 58(5):197-202.

72. Calabrese N. Aspectos tecnológicos e qualitativos da cabaça de cabaça, *Lagenaria siceraria*. (Molina) Standley para processamento, ISHS Ata Horticulturae492: I Simpósio Internacional sobre Cucurbitáceas2000.

73. Ghosh K, Chandra K, Ojha AK, Sarkar S, Islam SS. Identificação estrutural e atividade citotóxica de um polissacárido dos frutos de *Lagenariasiceraria* (Lau) Carbohydrate Research. 2009

74. Williamson EM, Okpako DT, Evans FJ. Seleção, Preparação e Avaliação

Farmacológica de Material Vegetal. John Wiley and Sons 1996; 1-3.

75. Ng TJ. New Opportunities in the Cucurbitaceae (Novas Oportunidades nas Cucurbitáceas). In: J Janick e JE. Simon (Ed), New Crops. Wiley, Nova Iorque, 1993, 538-546.

76. Sankari M, Chitra V, Jubileu R, Janaki PS, RajuD. DerPharmacia Lettre, 2010, 2(1), 291-296.

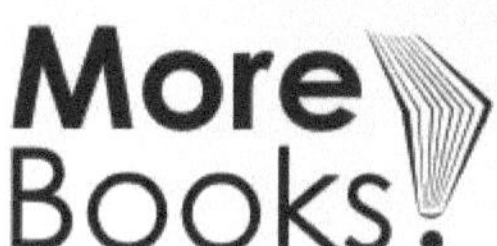

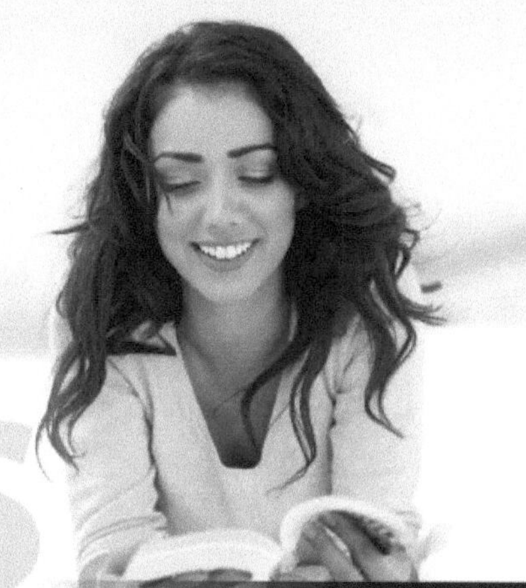

yes
I want morebooks!

Buy your books fast and straightforward online - at one of world's fastest growing online book stores! Environmentally sound due to Print-on-Demand technologies.

Buy your books online at
www.morebooks.shop

Compre os seus livros mais rápido e diretamente na internet, em uma das livrarias on-line com o maior crescimento no mundo! Produção que protege o meio ambiente através das tecnologias de impressão sob demanda.

Compre os seus livros on-line em
www.morebooks.shop

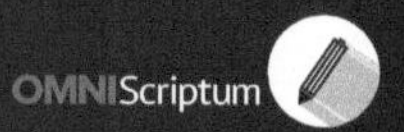

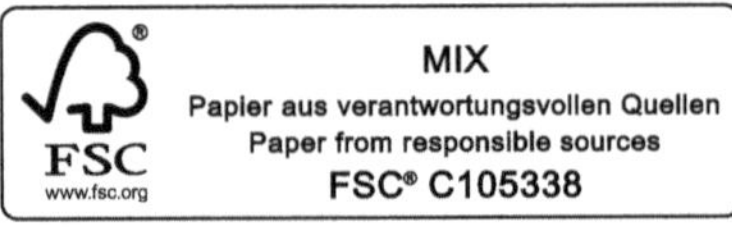

Printed by Books on Demand GmbH, Norderstedt / Germany